Kovalente Protein- und RNA-Modifikationen bei hepatischer Enzephalopathie

d|u|p

Schriftenreihe des Sonderforschungsbereichs 974

Kommunikation und Systemrelevanz
bei Leberschädigung und Regeneration

Band 3

herausgegeben von Dieter Häussinger

Natalia Qvartskhava

Kovalente Protein- und RNA-Modifikationen bei hepatischer Enzephalopathie

d|u|p

Bibliografische Information der Deutschen Nationalbibliothek
Die Deutsche Nationalbibliothek verzeichnet diese Publikation in der
Deutschen Nationalbibliografie; detaillierte bibliografische Daten sind
im Internet über http://dnb.dnb.de abrufbar.

© düsseldorf university press, Düsseldorf 2016
http://www.dupress.de
Satz und Layout: Hannah Reller, Düsseldorf
Umschlaggestaltung: Hannah Reller, Düsseldorf
Herstellung: docupoint GmbH, Barleben
Gesetzt aus der Celeste
ISBN 978-3-95758-021-4

Literaturverzeichnis

Abkürzungsverzeichnis

[Ca2+]i	Intrazelluläre Kalziumkonzentration
8-OH(d)G	8-Hydroxydesoxyguanosin
8-OHG	8-Hydroxyguanosin
ADP	Adenosindiphosphat
BAPTA-AM	1,2-bis(o-aminophenoxy)ethane-N,N,N´,N´-tetraazetat
BSA	Bovine serum albumin
cDNA	complementary DNA
CFF	Critical flicker frequency
Cy3	Indocarbozyanin
DMEM	Dulbecco's modifiziertes Eagle Medium
DNA	Desoxyribonukleinsäure
DTT	Dithiothreitol
EC	Epicatechin
EDTA	Ethylendiamintetraazetat
EGTA	Ethylenglycol-bis(2-Aminoethylether)-N,N,N',N'-Tetraazetat
FCS	Fetal calf serum
FITC	Fluoreszeinisothiocyanat
GABA	γ-Aminobuttersäure
GAPDH	Glyceraldehyd-3-Phosphat Dehydrogenase
GFAP	Glial fibrillary acidic protein
GLAST	Glutamate-Aspartat Transporter
GS	Glutaminsynthetase
H2O2	Wasserstoffperoxid
HCl	Hydrogenchlorid
HE	Hepatische Enzephalopathie
HEPES	4-(2-hydroxyethyl)-1-piperazineethanesulfonic acid
HRPOD	Horseradish peroxydase
iNOS	Induzierbare Stickstoffmonoxid Synthase
LPS	Lipopolysaccharid
MAP-2	Mikrotubuli assoziiertes Protein 2
mHE	Minimale Hepatische Enzephalopathie
MK-801	Dizocilpin
MOPS	3-(N-Morpholino)-Propansulfonsäure
mRNA	Messenger Ribonucleic acid

MSO	Methionin-Sulfoximin
NADPH	Reduzierte Form von Nicotinamidadenindinukleotidphosphat
NH4Az	Ammoniumazetat
NH4Cl	Ammoniumchlorid
NKCC1	Na-K-Cl-Transporter
NMDA	N-Methyl-D-Aspartat
NMDAR	NMDA-Rezeptor
nNOS	Neuronale Stickstoffmonoxid Synthetase
NO	Stickstoffmonoxid
NO2Tyr	Nitrotyrosin
NOVA-2	Neuro-Oncological Ventral Antigen 2
ONOO-	Peroxynitrit
PAA	Polyacrylamid
PBR	Peripherer Benzodiazepinrezeptor
PBS	Phosphate buffered saline (Phosphatgepufferte Salzlösung)
PCA	Portocavale Anastomose
PCR	Polymerase Kettenreaktion
PN	Peroxynitrit
PSD-95	postsynaptic density protein 95
PVL	Portalvenöse Ligatur
PTN	Proteintyrosinnitrierung
RNA	Ribonucleic acid
RNOS	Reaktive Stickstoff/Sauerstoffsezies
ROS	Reaktive Sauerstoffspezies
SDS	Sodiumdodecylsulfat
SEM	Standardfehler des Mittelwertes
S-NO	S-Nitrosylierung
SSC	Saline Sodium Citrate
TBS-T	Tris-gepufferte Salzlösung mit Tween20 (Tris-Buffered Saline with Tween 20)
TEMED	N,N,N',N'-Tetramethylendiamin
TNF-α	Tumor Nekrose Faktor α

Teile dieser Arbeit sind bereits veröffentlicht:

Görg, B., Qvartskhava, N., Voss, P., Grune, T., Häussinger, D., Schliess, F. (2007). Reversible inhibition of mammalian glutamine synthetase by tyrosine nitration. FEBS Letters. 581:84–90.

Görg, B.*, Qvartskhava, N.*, Keitel, V., Bidmon, H.J., Selbach, O., Schliess, F., Häussinger, D. (2008). Ammonia induces RNA oxidation in cultured astrocytes and brain in vivo, Hepatology. 48:567–579.

Görg, B., Qvartskhava, N., Bidmon, H.J., Palomero-Gallagher, N., Kircheis, G., Zilles, K., Häussinger, D. (2010). Oxidative stress markers in the brain of patients with cirrhosis and hepatic encephalopathy. Hepatology. 52:256–256.

Brück, J., Görg, B., Bidmon, H.J., Zemtsova, I., Qvartskhava, N., Keitel, V., Kircheis, G., Häussinger, D. (2011). Locomotor impairment and cerebrocortical oxidative stress in portal vein ligated rats in vivo. J Hepatology. 54:251–257.

Qvartskhava, N.,* Lang, P.A.,* Görg, B., Pozdeev, V., Pascual Ortiz, M., Lang, K.S., Bidmon, H.J., Lang, E., Leibrock, C., Lang, F. and Häussinger, D. (2015). Hyperammonemia in gene targeted mice lacking functional hepatic glutamine synthetase. Proceedings of the National Academy of Sciences of the United States of America. 17:5521–5526.

1 Einleitung

Die hepatische Enzephalopathie (HE) ist ein neuropsychiatrisches Syndrom, welches in Folge einer akuten oder chronischen Leberfunktionsstörung oder eines operativ angelegten portosystemischen Shunt auftritt. Sie ist durch motorische und kognitive Störungen gekennzeichnet und prinzipiell in jedem Stadium der Erkrankung reversibel (Wettstein and Häussinger 1996). Sie stellt eine der wichtigsten Komplikationen von Lebererkrankungen dar (Häussinger et al., 1994; 2000). Die Leberzirrhose als Folge chronischer Lebererkrankungen tritt mit einer Inzidenz von etwa 250 /100.000 Einwohner im Jahr auf und besitzt eine hohe sozialmedizinische Relevanz (Häussinger and Blei). Mit dem Fortschreiten der Leberzirrhose nimmt die Fähigkeit der Leber, Neurotoxine, wie Ammoniak, Merkaptane, kurzkettige Fettsäuren und aromatische Aminosäuren, zu entgiften, zunehmend ab. In der Folge treten kognitive Beeinträchtigungen und motorische Störungen auf, welche in ihrer Gesamtheit das Krankheitsbild der hepatischen Enzephalopathie (HE) ausmachen und die Lebensqualität der Patienten erheblich einschränken (Kircheis et al., 2002).

1.1 Klinische Definition der hepatischen Enzephalopathie

Die Symptome der HE variieren in ihrer Schwere und reichen von leichten Persönlichkeitsstörungen bis hin zu Koma und Tod. Hierzu zählen motorische Störungen, wie hochfrequenter feinschlägiger Haltetremor (mini asterixis) und ein grobschlägiger Flapping Tremor (asterixis), veränderter Schriftstil, Störungen der Kognition und des Bewusstseins, wie Erinnerungslücken, Unfähigkeit zu rechnen, Umkehrung des Tag-Nacht-Rhythmus, Somnolenz, verlangsamtes Reaktionsvermögen und zeitliche oder räumliche Desorientierung. Die HE kann in eine minimale und manifestierte Form eingeteilt werden. Patienten mit minimaler HE (mHE) zeigen keine klinisch offenkundigen neurologischen Symptome, dennoch liegt bereits in diesem Erkrankungsstadium eine Einschränkung der Lebensqualität vor und ist nur durch psychometrische Tests und physikalische Parameter wie die kritische Flimmerfrequenz (Kircheis et al., 2002) objektivierbar. Im klinischen Alltag wird klassischerweise die symptomorientierende Einteilung der HE in vier Schweregrade nach West-Haven-Kriterien (siehe Tabelle 1) verwendet (Ferenci et al., 2002).

Stadium	Befund
Grad 1	Leichte mentale Verlangsamung Euphorie oder Angst Verminderte Aufmerksamkeit Verminderte Additions-Rechenleistung Reizbarkeit Gestörte Feinmotorik
Grad 2	Lethargie oder Apathie Minimale zeitliche und/oder räumliche Desorientierung Leichte Persönlichkeitsstörungen Verminderte Subtraktions-Rechenleistung
Grad 3	Somnolenz Vorhandene Reaktion auf verbale Reize Desorientierung
Grad 4	Koma Keine Reaktion auf verbale Reize

Tab. 1.: Einteilung der hepatischen Enzephalopathie nach West-Haven-Kriterien (Ferenci et al., 2002).

1.2   Pathogenese der hepatischen Enzephalopathie

Die genauen Pathomechanismen der hepatischen Enzephalopathie (HE) sind bislang nur unzureichend aufgeklärt. Es herrscht allgemein Einvernehmen darüber, dass die HE eine primäre Gliopathie darstellt, die eine Schlüsselrolle in der Entwicklung der neurologischen Symptomatik einnimmt. Eine wesentliche Konsequenz der Astrozytenfunktionsstörung wird in einer beeinträchtigten Interaktion von Astrozyten und Neuronen gesehen (Häussinger et al., 1994; 2000).

Astrozyten spielen eine essentielle Rolle beim Aufbau der Bluthirnschranke und der Entgiftung von Ammoniak durch die im Gehirn nahezu exklusiv von ihnen exprimierte Glutaminsynthetase (Martinez-Hernandez et al., 1977). Die beim akuten Leberversagen auftretende Hyperammonämie ist im Gehirn mit einer gesteigerten Synthese und Akkumulation von Glutamin in Astrozyten assoziiert (Norenberg et al., 1991). Die hierdurch herbeigeführte Zellschwellung ist mit der Ausbildung einer klinisch offenkundigen Hirndruckproblematik verbunden (Blei et al., 1999; Kato et al., 1992). Demgegenüber konnte beim Leberzirrhotiker mit HE eine Glutaminakkumulation und Osmolytdepletion in Astrozyten bereits in frühen Stadien der Erkrankung nachgewiesen werden, die mit der Ausbildung eines geringgradigen Gliaödems im Sinne einer Wasserumverteilung verbunden ist (Häussinger et al., 1994). Die erstmalig von Professor Häussinger beschriebene Entwicklung eines geringgradigen Gliaödems bei HE wurde durch zahlreiche weitere Studien unter Verwendung unterschiedlicher Techniken bestätigt (Miese et al., 2006; Shah et al., 2003).

Die hepatische Enzephalopathie wird durch auffallend heterogene Faktoren prä-zipitiert. Diese Heterogenität spiegelt sich auch in den unterschiedlichen Theorien zur Entstehung der HE wieder. Eine veränderte Neurotransmission wurde demnach auf veränderte Neurotransmitterprofile (Fischer et al., 1971), eine Modulation der glutamatergen Neurotransmission (Schafer et al., 1982) oder auf eine gesteigerte Neurosteroidsynthese (Bender et al., 1998) bei gleichzeitig verstärkter Expression der im Gehirn exprimierten peripheren Benzodiazepinrezeptoren (PBR) (Basile et al., 1989; Mullen et al., 1990; Norenberg et al., 1997 Bender and Norenberg 1998) zurückgeführt. Neben Ammoniak wurden durch die Leberfunktionsstörung anstei-genden Konzentrationen kurzkettiger Fettsäuren, Mercaptane und eine Imbalance des verzweigtkettigen Aminosäurepools im peripheren Blut für die bei HE veränder-te Neurotransmission verantwortlich gemacht (Zieve et al., 1974). Alle genannten Hypothesen bieten keinen Erklärungsansatz für die HE-auslösende Wirkung der unterschiedlichen Faktoren.

In einer wegweisenden Arbeit von Häussinger et al. (1994) wurde erstmalig ge-zeigt, dass die hepatische Enzephalopathie mit der Ausbildung eines geringgradi-gen astroglialen Ödems assoziiert ist, und es wurde postuliert, dass die Wirkung der verschiedenen HE-präzipitierenden Faktoren auf der Ebene der Induktion einer Zellschwellung konvergiert (Häussinger et al., 2000). Demnach kann der osmolyt-derangierte Astrozyt weitere schwellungsinduzierende HE-auslösende Faktoren wie Sedativa vom Benzodiazepin-Typ (Bender and Norenberg, 1998), inflammatorische Zytokine wie TNF-α (Bender et al., 1992) oder Hyponatriämie (Cordoba et al., 1999; Häussinger et al.,1994; 2000) nicht mehr durch weitere Freisetzung von Osmoly-ten kompensieren. In der Folge kommt es zur Exazerbation der HE-Symptomatik. Das von Professor Häussinger aufgestellte und heute international anerkannte Pa-radigma zur Pathogenese der HE erklärt den Wirkmechanismus einer heterogenen Gruppe HE-auslösender Faktoren auf der Basis der Induktion einer Zellschwellung und der Bildung von oxidativem Stress, die sich wechselseitig verstärken und nach-folgend eine gemeinsame Endstrecke in der Pathogenese ansteuern. So zeigen jün-gere Arbeiten, dass eine Astrozytenschwellung per se hinreichend für die Bildung von oxidativem und nitrosativem Stress ist (Schliess et al., 2004). Auch Ammoniak, das Benzodiazepin Diazepam sowie das pro-inflammatorische Zytokin TNF-α in-duzieren in kultivierten Rattenastrozyten sowohl eine Zellschwellung (Bender and Norenberg et al., 1994) als auch die Bildung reaktiver Stick- und Sauerstoffspezies (RNOS) (Görg et al., 2003; 2006; Schliess et al., 2002). Es kommt über noch nicht vollständig verstandene Mechanismen zur Aktivierung von astroglial exprimierten NMDA-Rezeptoren (NMDAR) und hierdurch zu einer Erhöhung der intrazellulären

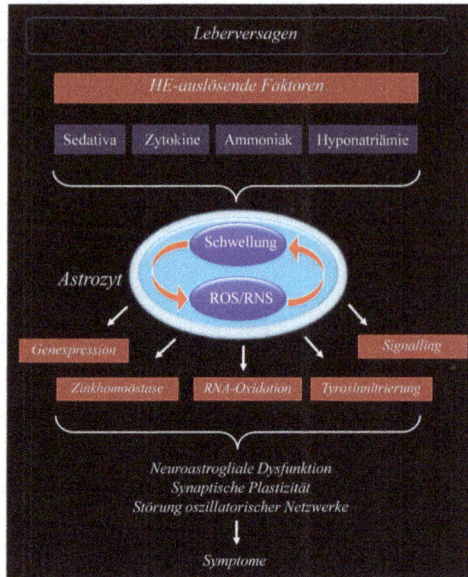

Abb. 1: Paradigma zur Pathogenese der hepatischen Enzephalopathie.

Die hepatische Enzephalopathie ist Folge einer Hydratationsstörung der Astrozyten, die durch Ammoniak im Zusammenspiel mit weiteren HE-relevanten Faktoren ausgelöst wird. Im Zuge der Ammoniakentgiftung in den Astrozyten und der hiermit verbundenen Glutaminakkumulation kommt es zu einer Zellschwellung, die durch die Abgabe von Osmolyten vorübergehend kompensiert werden kann. Der hierdurch osmolytdepletierte Astrozyt kann nachfolgende schwellungs-vermittelnde Wirkungen HE-auslösender Faktoren nicht mehr kompensieren. Der hieraus resultierende osmotische Stress vermittelt die Bildung reaktiver Stick- und Sauerstoffradikale (ROS/RNS). Da ROS/RNS wiederum eine Zellschwellung induzieren, kommt es zur wechselseitigen Verstärkung von osmotischem/oxidativem Stress, der in einer Reihe funktional relevanter Konsequenzen mündet. Hierzu zählt die Tyrosinnitrierung von Proteinen (PTN), die Oxidation von RNA, eine Störung der intrazellulären Zinkhomöostase, der Änderung von Signalprozessen und von Genexpressionsmustern. Modifiziert nach Häussinger et al., 2008.

Kalziumkonzentration $[Ca2+]i$. Diese triggert wiederum die Aktivierung einer in Astrozyten exprimierten NADPH-Oxidase (Reinehr et al., 2007) und bewirkt eine gesteigerte NO-Synthese durch Aktivierung der Typ-I NO-Synthase (nNOS) (Schliess et al., 2002; Görg et al., 2006; Kruczek et al., 2009).

Da außerdem bekannt ist, dass RNOS eine Astrozytenschwellung auslösen können (Häussinger et al., 2002; Abramov et al., 2004), wurde postuliert, dass HE-auslösende Faktoren einen sich selbst verstärkenden Kreislauf zwischen Volumenzunahme und der Bildung von RNOS in Gang setzen (Häussinger et al., 2006). Funktionale Konsequenzen sind die Modulation von Genexpressionsprofilen und Signalprozessen und posttranslationale RNA- und Proteinmodifikationen wie der Oxidation von RNA und Proteintyrosinnitrierung (PTN) durch die primär astrogliale und nachfolgend neuronale Funktionen beeinträchtigt werden.

1.3 Kovalente Proteinmodifikationen bei hepatischer Enzephalopathie

Die Bildung von RNOS kann Proteine durch Nitrierung von Tyrosinresten posttranslational modifizieren. Dabei wird an Position 3 des Benzolrings durch nukleophile Addition eine Nitrogruppe eingefügt. Von einigen Autoren wurde vermutet, dass die Tyrosinnitrierung eine unspezifische oxidative Schädigung eines Proteins darstellt, die ein Protein für den proteasomalen Abbau prädisponiert (Grune et al., 1998; 2001). Neuere Arbeiten belegen aber, dass die Nitrierung an spezifischen Tyrosinresten in einem Protein erfolgt und unter bestimmten Umständen reversibel ist und somit einen Signalcharakter ähnlich einer Tyrosinphosphorylierung haben könnte (Gow et al., 1996; Kamisaki et al., 1998; Ischiropoulos et al., 1998; Greenacre and Ischiropoulos 2001). Es konnte außerdem gezeigt werden, dass hieraus verschiedene funktionale Konsequenzen resultieren können. So wurde berichtet, dass die enzymatische Aktivität von Proteinen oder die Ligandbindungsaffinität von Rezeptoren in Abhängigkeit des betroffenen Tyrosinrestes gesteigert oder vermindert werden kann (Savvides et al., 2002; Ji et al., 2006; Gow et al., 2004; Ischiropoulos et al., 2009). Daneben wurden aber auch Tyrosinnitrierungen beschrieben, die offensichtlich konsequenzlos für die Funktion des betroffenen Proteins sind (Gole et al., 2000).

In kultivierten Rattenastrozyten wurde gezeigt, dass die PTN in Folge einer Stimulation mit Ammoniak (Schliess et al., 2002), Benzodiazepinen (Görg et al., 2003) und inflammatorischen Zytokinen (Görg et al., 2006) sowie unter hypoosmotischen Bedingungen auftritt (Schliess et al., 2004). In vivo findet man nach akuter Belastung von Ratten mit Ammoniumazetat eine ausgeprägte PTN in perivaskulär lokalisierten Astrozyten im zerebralen Kortex, was möglicherweise mit einer Permeabilitätsänderung der Blut-Hirnschranke bei der HE in Zusammenhang stehen könnte (Schliess et al., 2002). In zerebrokortikalen Proteinpräparationen Ammoniumazetat-belasteter Ratten sowie in portokaval anastomosierten Ratten (PCA) wurde die Glutaminsynthetase (GS) nitriert gefunden. In kultivierten Rattenastrozyten wurde zusätzlich nach Stimulation mit NH4Cl der PBR und die extrazellulär regulierte Kinase 1 (Erk-1) unter den tyrosinnitrierten Proteinen identifiziert (Schliess et al., 2002).

Eine weitere in Folge von nitrosativem Stress auftretende postranslationale Proteinmodifikation ist die S-Nitrosylierung. Die S-Nitrosylierung von Proteinen findet wie die Tyrosinnitrierung auch bereits unter physiologischen Bedingungen statt. Hierbei kommt es durch kovalente und reversible Addition (Brüne et al., 2003; Mannick et al., 2007) einer Nitrosogruppe an die Thiolgruppe eines Cysteinrestes in Proteinen zur Bildung von Nitrosocystein. Unter physiologischen Bedingungen stellt diese kovalente Anlagerung an Proteine eine Speicher- und im Blut eine Transportform für das kurzlebige Stickstoffmonoxid (NO) dar. Für viele Proteine konnte belegt werden, dass eine S-Nitrosylierung, ähnlich der Tyrosinnitrierung, die Proteinfunktion modulieren kann. Ein Beispiel hierfür ist der NMDA-Rezeptor, dessen Aktivität und Permeabilität für Ca2+-Ionen nach S-Nitrosylierung von spezifischen Cysteinresten vermindert wird (Lipton et al., 1998; 2002: Choi et.al., 2000). Die S-Nitrosylierung von spezifischen Proteinen wird unter anderem bei Immunmodulation (De Caterina et al., 1995), Muskelrelaxation (Shin et al., 1996), Neurotransmission (Ignarro et al., 1991) und neurodegenerativen Erkrankungen beobachtet (Duda et al., 2000; Horiguchi et al., 2003). Es existieren bislang keine Daten, die eine S-Nitrosylierung unter HE-relevanten Bedingungen belegen.

Die Karbonylierung stellt eine weitere oxidative Modifikation von Proteinen dar. Die Entstehungsmechanismen von Proteinkarbonylen sind nicht vollständig geklärt. Sie erfolgt an spezifischen Aminosäuren, wie Lysin-, Arginin-, Prolin- und Threoninresten in Gegenwart reduktiver Metallionen und reaktiver Verbindungen wie z.B. Superoxidanionradikale (Levine et al., 1983; 2002). Die Bildung einer Karbonylgruppe an Aminosäuren im aktiven Zentrum des Enzyms verändert dessen Struktur und seine hydrophoben Eigenschaften irreversibel. Die Karbonylierung kann zur Ausbildung von zytotoxischen Proteinaggregaten führen sowie auf diese Weise modifizierte Proteine dem proteasomalen Abbau durch die 20S Untereinheit des Proteasoms zuführen (Desnues et al., 2003; Grune et al., 2005). Eine Steigerung des Anteils karbonylierter Proteine wurde unter physiologischen Bedingungen insbesondere im Zusammenhang mit Alterungsprozessen beschrieben (Yan et al., 2000). Darüber hinaus wurde in zahlreichen Experimentalsystemen und in vivo unter pathologischen Bedingungen eine Zunahme karbonylierter Proteine gezeigt, wie z.B. bei Morbus Alzheimer, Parkinson, Hyperglykämie, verschiedenen Tumoren und weiteren degenerativen Erkrankungen (Castegna et al., 2002; Levine et al., 2002; Dalle-Donne et al., 2003).

1.4   Oxidation von Nukleinsäuren

Eine weitere Konsequenz erhöhter RNOS-Synthese ist die Oxidation von DNA und RNA. Hierbei kann aus Desoxyguanosin 8-Hydroxydesoxyguanosin auch 8-Oxo-2´-desoxyguanosin (8-OH(d)G) in DNA bzw. aus Guanosin 8-Hydroxyguanosin (8-OHG) in RNA gebildet werden. Zytoplasmatische RNA ist besonders empfindlich gegenüber Oxidantien, da sie, anders als nukleäre DNA, im Wesentlichen einzelsträngig vorliegt und nicht durch Anlagerung von Histonen geschützt ist. Insbesondere dem stark reaktiven Peroxynitrit, welches durch Rekombination aus NO und Superoxidanionradikal entsteht (Beckmann et al., 1990), wird eine bedeutsame Rolle bei der Oxidation des Guanins zugesprochen. Die Oxidation von Nukleinsäuren wird mit der Pathophysiologie zahlreicher neurodegenerativer Erkrankungen in Verbindung gebracht. Sie wurde bereits in frühen Stadien des Morbus Alzheimer oder dem Morbus Parkinson beschrieben (Shan et al., 2003). Interessanterweise wurden hier oxidierte mRNA-Spezies identifiziert, deren Translationsprodukte bekanntermaßen für die Pathogenese der Erkrankung eine wichtige Rolle spielen. Die Oxidation von DNA kann eine fehlerhafte Replikation mit einer Transversion von G:C nach T:A bewirken und dadurch die Ausbildung von Mutationen begünstigen. Die Reparatur oxidierter DNA kann enzymatisch durch eine DNA Glykosylase erfolgen (Shattler et al., 2000; Shinmura et al., 2001). Bezüglich der funktionalen Konsequenzen der Oxidation von RNA liegen nur wenige Daten aus der Literatur vor. Dennoch konnte gezeigt werden, dass eine Oxidation ribosomaler RNA mit einer verminderten Translationseffizienz einhergeht, und oxidierte mRNA zur Bildung fehlerhaft gefalteter Proteine führen kann, welche nur unzureichend durch das Proteasom abgebaut werden können und daher in der Zelle akkumulieren. Neuere Untersuchungen lassen vermuten, dass oxidierte RNA durch spezifische Reparaturmechanismen unter bestimmten Bedingungen abgebaut werden kann (Wu et al., 2008; 2009). Die Effizienz dieses Abbauweges, insbesondere unter pathophysiologischen Bedingungen, ist aber bislang völlig unklar.

2   Zielsetzung

Ziel der vorliegenden Doktorarbeit war es aufzuklären, ob die in vorangegangenen Arbeiten von Professor Häussinger aufgezeigte Tyrosinnitrierung der Glutaminsynthetase in mit Ammoniak-behandelten Astrozyten für einen Aktivitätsabfall des Enzyms ursächlich ist, und ob die Proteintyrosinnitrierung oder andere kovalente Modifikationen der Glutaminsynthetase den proteasomalen Abbau des Enzyms ansteuern.

Es sollte außerdem untersucht werden, ob die Bildung von oxidativem Stress unter HE-relevanten Bedingungen mit einer Oxidation von RNA einhergeht.

Die Relevanz der Glutaminsynthetasenitrierung und der RNA-Oxidation für die Pathogenese der hepatischen Enzephalopathie sollte an post mortem Hirnbiopsiematerial von Leberzirrhosepatienten mit und ohne hepatischer Enzephalopathie überprüft werden.

3   Material und Methoden
3.1   Materialien

100 mm-Zellkulturschalen	Falcon, Heidelberg, Deutschland
15 ml-Röhrchen	Falcon, Heidelberg, Deutschland
50 ml-Röhrchen	Falcon, Heidelberg, Deutschland
60 mm-Zellkulturschalen	Falcon, Heidelberg, Deutschland
Bradford Protein Assay	BioRad, Hercules, USA
Bottle top-Filter	Falcon, Heidelberg, Deutschland
Chemilumineszenzfilm Amersham Hyperfilm	GE Healthcare, UK
Chemiluminescence Reagent Plus	Perkin Elmer Life and Analytical Sciences, Waltham, MA, USA
Deckgläser Ø 12 mm	Roth, Karlsruhe, Deutschland
DMEM (1000 mg/l D-Glucose)	Invitrogen GmbH, Karlsruhe, Deutschland
DMEM (1000 mg/l D-Glucose) Phenolrot frei	Invitrogen GmbH, Karlsruhe, Deutschland
DMEM (1000 mg/l D-Glucose) NaCl-frei	Invitrogen GmbH, Karlsruhe, Deutschland
DNA Ladder (low range)	Fragmentas GmbH, St. Leon-rot, Deutschland
Dual Color Protein Standard	Bio-Rad Laboratories, München, Deutschland
Einkanal-Pipetten	Eppendorf AG, Hamburg, Deutschland
Einwegküvetten	Sarstedt AG & Co., Nümbrecht, Deutschland
First Strand cDNA Synthesis Kit	Roche, Mannheim, Deutschland
Glasbodenpetrischale (35 mm)	MatTek Corporation, USA
MAC Microbeads	Miltenyi Biotech, Bergisch-Gladbach, Deutschland
Nitrozellulose-Membran	Schleicher-Schuell, Dassel, Deutschland
Objektträger (76 x 26 mm) mit Mattrand	Engelbrecht, Edermünde, Deutschland
OxyBlot Kit	Merck Chemicals GmbH, Schwalbach, Deutschland
Ponceau-S	Serva, Heidelberg, Deutschland
Proteasom 20S, rekombinant	Calbiochem, Schwalbach, Deutschland
Protein A/G Agarose	Santa Cruz Biotechnology, CA
Rainbow Molekular Weight Marker	Amersham, Freiburg, Deutschland
Ribogreen RNA Assay Kits	Qiagen, Hilden, Deutschland

RNA-Ladder	Qiagen, Hilden, Deutschland
RNase	Invitek Berlin,Deutschland
RNase freie DNase	Qiagen, Hilden, Deutschland
RNeasy Kit	Qiagen, Hilden, Deutschland
Saponin	Sigma, Taufkirchen, Deutschland
SeeBlue Plus 2 Marker	Invitrogen GmbH, Karlsruhe, Deutschland
Spritzen Omnifix	B. Braun, Melsungen, Deutschland
TNF-α, human, rekombinant	Roche, Mannheim, Deutschland
Ziegenserum	Dianova, Hamburg, Deutschland

3.1.1 Geräte

Ammonia Checker II	Nobis Labordiagnostica GmbH, Endingen, Germany
Analysenwaage Kern 770	Kern & Sohn GmbH, Balingen-Frommern, Deutschland
Elektroblotting-Kammer	Amersham, Freiburg, Deutschland
Entwicklermaschine AGFA CURIX 60	Agfa-Gevaert, Leverkusen, Deutschland
Fluorimeter FL Ascent	Thermo Electron Corporation, Vantaa, Finnland
Gelelektorphorese Apparatur	Biometra GmbH, Göttingen, Deutschland
Kodak Digital Image Station 440CF	Eastman Kodak Co., Rochester, USA
LSM 510 meta	ZEISS, Jena, Deutschland
Magnetrührer MR 2000	Heidolph Instruments GmbH & Co. KG, Schwabach, Deutschland
Schüttlerapparat GFL-3017	Hilab, Düsseldorf, Deutschland
Slot-Blot Apparatur Minifold II	Schleicher & Schuell, Dassel, Deutschland
Spectrophotometer Ultrospec 2100 pro Amersham Biosciences, Freiburg, Deutschland	Amersham Biosciences, Freiburg, Deutschland
Sterile Werkbank Hera Cell	Heraus, Karlsruhe, Deutschland
Thermalcycler (PTC-200, Peltier)	MJ-Research, Waltham, USA
Tischzentrifuge: Centrifuge 5415 D	Eppendorf AG, Hamburg, Deutschland
Ultra-Turrax	BANDELIN electronic, Berlin, Deutschland

Vibrotoms	Microm International, Walldorf, Deutschland
Zentrifuge AHT 35R	Hettich, Tuttlingen, Deutschland

3.1.2   Feinchemikalien

(-)Epicatechin	Sigma, Taufkirchen, Deutschland
Acrylamid 4K-Lösung (30 %)	AppliChem GmbH, Darmstadt, Deutschland
Adenosindiphospat	Sigma, Taufkirchen, Deutschland
Ammoniumchlorid	Merck, Darmstadt, Deutschland
Apocynin	Sigma Aldrich, Taufkirchen, Deutschland
BAPTA-AM	Molecular Probes, Oregon, USA
Bovine Serum Albumine (BSA)	PAA Laboratories, Linz, Österreich
Diazepam	Sigma, Taufkirchen, Deutschland
Diethyl Pirocarbonate	Sigma, Taufkirchen, Deutschland
Fluoromount G	Southern Biotech, Birmingham, Alabama, USA
Formaldehydlösung (37 %)	Merck, Darmstadt, Deutschland
Formamid	Sigma Aldrich, Taufkirchen, Deutschland
Glutaminsynthetase	Sigma, Taufkirchen, Deutschland
H_2O_2	Sigma, Taufkirchen, Deutschland
Hydroxylamine-HCl	Sigma, Taufkirchen, Deutschland
Imidazol	Sigma, Taufkirchen, Deutschland
L-Glutamine	Sigma, Taufkirchen, Deutschland
LPS	Sigma, Taufkirchen, Deutschland
MK-801	Sigma, Taufkirchen, Deutschland
$MnCl_2$	Sigma, Taufkirchen, Deutschland
Na-Arsenit	Fluka,Taufkirchen, Deutschland
N-Azetylcystein	Sigma, Taufkirchen, Deutschland
PBS	Invitrogen GmbH, Karlsruhe, Deutschland
Peroxinitrit	Calbiochem, Schwalbach, Deutschland
Polyphenon60	Sigma, Taufkirchen, Deutschland

3.1.3 Primärantikörper

Epitop	Quelle	Firma
8-OH(d)G	Maus	QED Biosciense San Diego, USA
DNP	Kaninchen	Merck Chemicals GmbH, Schwalbach, Deutschland
GAPDH	Maus	Biotrend, Köln, Deutschland
GFAP	Kaninchen	Sigma, Taufkirchen, Deutschland
GFAP	Maus	Sigma, Taufkirchen, Deutschland
GS	Kaninchen	Santa-Cruz Biotechnology, Santa-Cruz, USA
GS	Maus	Transduction Laboratories/Becton Dickinson, San Diego, CA, USA
MAP-2	Huhn	Chemicon International, Temecula, USA
NO_2Tyr	Kaninchen	Upstate Biotechnology, New York, USA
NO_2Tyr	Maus	Calbiochem Novabiochem GmbH, Bad Soden, Deutschland
NOVA-1	Kaninchen	Affinity Bioreagents, Grunberg, Deutschland
PSD-95	Kaninchen	Chemicon International, Temecula, USA
SNO-Cystein	Kaninchen	Sigma, Taufkirchen, Deutschland

3.1.4 Sekundärantikörper

Epitop	Quelle	Firma
Fluorochrom-gekoppelte Zweitantikörper	Anti-Maus Anti-Kaninchen Anti-Huhn	Jackson Corp., West Grove, USA
HRPOD	Anti-Kaninchen	DAKO, Hercules, USA
HRPOD	Anti-Maus	BioRad, Hercules, USA

3.2   Methoden

3.2.1   Präparation und Kultivierung von Astrozyten aus dem zerebralen Rattenkortex

Primäre Astrozyten wurden von Frau Brigida Ziegler aus Neurologischer Klinik aus Großhirnhemisphären neugeborener Wistar-Ratten präpariert und zur Verfügung gestellt (Matthiessen et al., 1989). Nach Tötung der Tiere durch Äthernarkose und Inkubation für wenige Sekunden in 70%iger Ethanollösung wurde die Haut vom Kopf abgetrennt und der Schädel eröffnet. Das entnommene Hirn wurde entlang der Sagitallinie mit Hilfe einer Stereolupe durchtrennt. Die Meningen wurden entfernt und das aus beiden Hemisphären erhaltene Material zerkleinert und für 1 min bei 1500 U/min zentrifugiert. Die sedimentierten Zellen und Gewebestücke wurden in 2 ml frischem Medium aufgenommen und durch wiederholte Trituierung vereinzelt. Anschließend wurde die Zelllösung mechanisch durch eine sterile Nylongaze (60μm Porengröße) gepresst und die erhaltene Zellsuspension auf zwei Gewebekulturflaschen verteilt. Die Zellen wurden für sieben Tage in einem Brutschrank unter Wasserdampfsättigung bei 95 % Luft und 5 % CO_2-Anteil kultiviert. Um die Reinheit der Astrozytenkulturen zu erhöhen, wurden die Flaschen für 12 h bei 200 U/min auf einen Schüttler gegeben, wodurch kontaminierende Mikroglia, Oligodendrozyten und Neurone von den adhärenten Astrozyten abgelöst und entfernt wurden (Booher und Sensenbrenner 1972). Alle präparativen Arbeiten wurden unter einer Frontluft-Sterilbank durchgeführt. Die Zellen wurden bis zur Subkonfluenz kultiviert und anschließend mit Hilfe von EDTA/Trypsin von der Gewebekulturflasche abgelöst und auf neue Gewebekulturflaschen im Verhältnis 1:2 ausgesät. Nachdem die Zellen erneut einen subkonfluenten Monolayer gebildet hatten, wurden sie auf unbeschichtete Gewebekulturschalen (Ø 60 mm oder Ø 100 mm) oder Deckgläser (Ø 12 mm) subkultiviert. Das Kulturmedium der Astrozyten (DMEM+ 10 % FCS) wurde dreimal pro Woche erneuert. Das Wachstum der Zellen wurde am Phasenkontrast-Mikroskop überprüft und die Reinheit mittels Immunfluoreszenzanalyse der astroglialen Markerproteine glial fibrillary acidic protein (GFAP) und der Glutaminsynthetase kontrolliert. Einen Tag vor Versuchsbeginn wurde das Wachstumsmedium (DMEM, 1000 mg/l D-Glucose+10 % FCS) durch Medium ohne FCS-Anteil ersetzt, um eine Beeinflussung der Experimente durch FCS zu verhindern bzw. zu minimieren.

3.2.2 Anlage einer partiellen portalvenösen Ligatur

Zur Einstellung einer partiellen portalvenösen Ligatur wurden männliche Wistar-Ratten mit einem durchschnittlichen Körpergewicht von ca. 160 g verwendet (Aktenzeichen: AZ9.93.2.20.34.07.306). Die Tiere wurden in individuellen Käfigen unter kontinuierlicher Futter- und Wasserzufuhr und 12 h Lichtintervall gehalten. Die Operation der Tiere erfolgte unter aseptischen Bedingungen unter Verwendung eines Narkosegerätes („Sulla 808V", Dräger Lübeck, Deutschland). Hiermit und unter zusätzlicher Nutzung einer Masken-Absaugvorrichtung (Völker, Kaltenkirchen, Deutschland) wurden die Tiere während des gesamten Eingriffes mit einem Isofluaran/O2 Gemisch (2 %/98 %) beatmet. Nach Eröffnung des Abdomens wurden 125 IE Heparin (Liquemin N) in das Abdomen injiziert und der Magen-Darm-Trakt so verlegt, dass die Portalvene sichtbar wurde. Zum Ausschluss von Effekten, die von der Operation der Tiere selbst ausgehen, aber nicht im Zusammenhang mit der Portalvenenligatur selbst stehen, wurde die Pfortader der Tiere der Kontrollgruppe für 60 Sekunden abgebunden und danach wieder gelöst (scheinoperierte Gruppe, „Sham"). Die Anlage der Portalvenenligatur erfolgte nach Chojkier et al., (1981). Zur Anlage einer dauerhaften partiellen Ligatur der Portalvene wurde in der vorliegenden Arbeit ein 2.0 Seidenfaden verwendet, der um die Portalvene gelegt wurde. Nach Anlegen eines 20G-Mandrins (B. Braun, Melsungen, Germany) an die Portalvene wurde der darum platzierte Seidenfaden zugezogen, verknotet und nach Entfernen des 20G-Mandrins dann eine definierte Stenose der Portalvene erzielt. Zur postoperativen Analgesie wurde Carprofen (Rimadyl, 1 mg/kg KG) in das Abdomen injiziert und die Tiere unter kontinuierlicher Kontrolle der Vitalfunktionen bis zur Tötung gehalten, und nachfolgend der zerebrale Kortex für die RNA-Gewinnung und Analyse im Northwestern-Blot genutzt.

3.2.3 Einstellung einer akuten Hyperammonämie in der Ratte

Zur Induktion einer akuten Hyperammonämie wurden männlichen Wistar-Ratten (250–300 g) Ammoniumazetat in einer Konzentration von 4,5 mmol/kg KG intraperitoneal injiziert (Aktenzeichen: AZ50.05-230-3-65/01). Nach etwa 10 min trat für ca. 20 min ein transientes Koma (Bewusstseinsverlust und Bewegungslosigkeit, keine Reflexe auf akustische oder optische Reize) ein. Kontrolltieren wurde eine physiologische Kochsalzlösung injiziert. Am Ende eines Experiments (1 h, 6 h oder 24 h nach Injektion von Ammoniumazetat) wurden die Tiere durch Injektion einer letalen Dosis Pentobarbital (70 mg/kg) getötet und die Körper transkardial mit 20 ml einer physiologischen Kochsalzlösung (versetzt mit 10000 U/l Heparin (Liquemin, Hoffmann La Roche, Basel, Switzerland) blutfrei perfundiert. Die für Immunfluoreszenzanalysen vorgesehenen Tiere wurden nachfolgend durch transkardiale Perfusion mit 250 ml Formaldehyd fixiert. Die entnommenen Hirne wurden unmittelbar danach in 100 ml einer physiologischen Kochsalzlösung, der 20 % Sucrose als Gefrierschutz zugesetzt wurde, eingelegt. Ein anderer Teil des Probenmaterials wurde unmittelbar nach Präparation in flüssigem Stickstoff schockgefroren und nachfolgend wie oben beschrieben für die Herstellung von Protein- oder RNA-Proben prozessiert.

3.2.4 Humane post mortem Hirnbiopsien

In der vorliegenden Arbeit wurde humanes post mortem Hirngewebe aus dem zerebralen Kortex (Grenzbereich: parietal/occipital) von 16 Patienten aus europäischer Patientengruppe untersucht (8 Kontrollen und 8 Patienten mit Leberzirrhose und HE). In die Kontrollgruppe wurden ausschließlich Patienten eingeschlossen, die keine Anzeichen für das Vorliegen einer neurologischen oder hepatischen Erkrankung zum Todeszeitpunkt aufwiesen. Für jeden Patienten lag entweder ein schriftliches Einverständnis zur Körperspende für wissenschaftliche Zwecke vom Patienten selbst oder von einem Angehörigen vor. Das hier untersuchte Autopsiematerial der Kontrollgruppe und der Leberzirrhosepatienten mit HE wurde vom Organspenderprogramm des Instituts für Anatomie der Heinrich-Heine-Universität zur Verfügung gestellt (Studiennummer: 4863). Hirnbiopsiematerial einer separaten Kontrollgruppe und einer dazu gehörigen Gruppe von Zirrhosepatienten ohne hepatische Enzephalopathie wurde vom australischen Hirnspenderprogramm (4 Kontrollen und 4 mit Leberzirrhose ohne HE) „NSW Tissue Resource Centre" (unterstützt durch die Universität von Sydney, National Health and Medical Research Council of Australia, Schizophrenia Research Institute, National Institute of Alcohol Abuse and Alcoholism, NSW Department of Health) zur Verfügung gestellt. Demographische und klinisch relevante Patienteninformationen sind in Tabelle 2 zusammengefasst.

Europäische Patientengruppe

Nr.	Geschlecht	Alter	Diagnose	Post mortem Zeit (h)
Kontrollgruppe ohne Leberzirrhose				
1	m	68	Zirrhose durch Hepatitis B	<12
2	w	45	Äthyltoxische Zirrhose Z.n. TIPS*-Anlage	17
3	m	36	Äthyltoxische Zirrhose Z.n. TIPS*-Anlage	6
4	m	69	Äthyltoxische Zirrhose	<12
5	m	63	Äthyltoxische Zirrhose	13,5
6	m	57	Äthyltoxische Zirrhose	9
7	w	57	Äthyltoxische Zirrhose Z.n. TIPS-Anlage	12
8	m	61	Leberzirrhose bei Hepatitis C-Infektion; Hepatozelluläres Karzinom	<24

Nr.	Geschlecht	Alter	Diagnose	Post mortem Zeit (h)
Patienten mit Leberzirrhose und hepatischer Enzephalopathie				
1	m	64	Respiratorische Insuffizienz, Lungenembolie	5
2	w	76	Myokardinfarkt	24
3	w	63	Herzinsuffizienz	8
4	w	63	Suizid durch Ersticken	23
5	m	79	Pankreaskarzinom	9
6	m	44	Herzstillstand, Bronchialkarzinom	25
7	w	66	Myokardinfarkt	18
8	m	61	Pankreaskarzinom	12-14

Australische Patientengruppe

Nr.	Geschlecht	Alter	Diagnose	Post mortem Zeit (h)
Kontrollgruppe ohne Leberzirrhose				
1	M	60	GIST-Tumor	25
2	W	71	Adenokarzinom des Pankreas	16
3	M	46	Akuter Myokardinfarkt	29
4	W	49	Arrhythmogene rechtsventrikuläre Dysplasie, ARVD	15

Nr.	Geschlecht	Alter	Diagnose	Post mortem Zeit (h)
Patienten mit Leberzirrhose ohne hepatische Enzephalopathie				
1	m	52	Alkoholintoxikation bei äthyltoxischer Leberzirrhose	35
2	m	37	Alkoholintoxikation bei äthyltoxischer Leberzirrhose	17
3	m	50	Ösophagusvarizenblutung	26,5
4	m	58	Akute Myokardischämie	20

Tab. 2.: Demographie und klinische Patienteninformationen.

Die klinische Diagnose einer HE wurde entweder in der Abteilung für Gastroenterologie, Hepatologie und Infektiologie der Heinrich-Heine-Universität in Düsseldorf oder in der Abteilung für Innere Medizin im Universitätsklinikum Patras (Griechenland) gestellt. *TIPS: transjugulärer intrahepatischer portosystemischer Shunt (Görg et al., 2010).

Nr.	Na 135-145mmol/L	Harnstoff 18-15mg/dL	Kreatinin <1.2mg/dL	Albumin 3.3-4.7g/dL	Bilirubin <1.0mg/dL	Leukozyten 4.0-11.0x1000/µl	CRP <0.5mg/dL	Quick 70-100%	Ammoniak <60µmol/L
1	131	146	2.6	3.1	19.0				
2	122	258	2.9	2.4	0.8	30	14.9	37	97
3	138	148	1.5	1.8	20.0	22.9	4.6	10	154
4	.	.	.	.	.	.	.	.	.
5	120	226	7.9	1.8	29.0	2.5	1.0	13	148
6	158	310	5	2.0	36.8	27.3	1.6	29	86
7	126	94	2.4	2.1	11.6	15.8	5.8	26	48
8	141	159	4.1	-	1.98	2.9	1.1	59	343

Tab. 3.: Übersicht der Laborparameter der Patientengruppe mit Leberzirrhose und HE aus der europäischen Kohorte.

Die Blutwerte wurden entweder am Tag des Versterbens (Patient 8) oder am Tag davor (Patient 1, 2, 3, 5, 6 und 7) bestimmt. Die Referenzbereiche sind in den entsprechenden Spalten aufgeführt (Görg et al., 2010).

3.2.5 Western- und Dot-Blot-Analyse

Proteinproben wurden wie nachfolgend beschrieben für die Western-Blot-Analyse hergestellt. Auf 60 mm und 100 mm Petri-Schalen bis zur Konfluenz kultivierte Astrozyten wurden experimentell behandelt oder blieben unbehandelt, bevor die Zellen mit 200–600 µl RL-Lysepuffer (10 mmol/L Tris/HCl Puffer (pH 7,4); 1 % Triton X-100; 150 mmol/L NaCl; 1 mmol/L EDTA; 1 mmol/L EGTA; 20 mmol/L NaF; 0,2 mmol/L Phenylmethylsulfonylfluorid und 0,5 % Nonidet-P-40) versetzt und mit einem Zellschaber mechanisch abgelöst wurden. Anschließend wurden die Zelllysate für 10 min bei 20000 xg bei 4 °C zentrifugiert. Das Pellet wurde verworfen und der Überstand weiterverwendet.

Für die Herstellung von Proteinlysaten wurden die blutfrei perfundierten und schockgefrorenen Rattenhirne (Aktenzeichen: AZ50.05-230-3-65/01 und AZ84-02.04.2011.A166) mit eiskaltem RL-Puffer versetzt und mit einem Ultra-Turrax aufgeschlossen. Das erhaltene Lysat wurde dreimal wie oben beschrieben zentrifugiert. Wo erforderlich, wurde die Proteinkonzentration durch Zugabe von RL-Puffer erniedrigt und die Proteinkonzentration nachfolgend mittels Bradford-Assay bestimmt. Die Proteinlysate wurden so verdünnt, dass die photometrische Messung der Absorption des Bradford-Reagenz bei 595 nm im linearen Bereich erfolgen konnte. Die in den Western-Blots eingesetzte Proteinmenge lag zwischen 20–120 µg/Lane. Vor Verwendung wurden die Proteinproben mit 2xSDS-Auftragspuffer (Tris/HCl pH 8,8; 220 mmol/L; EDTA 22,5 mmol/L; SDS 9 %; Glycerin 40 %; Bromphenolblau 0,125 %; DTT 200 mmol/L) versetzt und bei 95 °C denaturiert.

Die Gelelektrophorese erfolgte in Polyacrylamidgelen mit Trenngelen unterschiedlicher PAA-Konzentrationen (10–12 %). Das Einlaufen der Proben in das Sammelgel erfolgte bei 140 V, das Auftrennen der Proteine bei 160–200 V für 4–6 h. Als Proteinstandard wurden der Rainbow Molecular Weight Marker (Amersham) oder der SeeBlue Plus2 Marker (Invitrogen) verwendet. Nach elektrophoretischer Auftrennung wurden die in den Gelen aufgetrennten Proteingemische in Transferpuffer (39 mmol/L Glyzin; 48 mmol/L Tris/HCl; 0,03 % SDS; 20 % Methanol) nach dem Semidry-Verfahren in einer Elektroblotting-Kammer auf Nitrozellulosemembran geblottet. Dabei wurde das Gel zwischen jeweils mindestens 6–8 Lagen Whatman-Papier auf der Nitrozellulose positioniert. Der Blottingprozess dauerte 2 h. Die erforderliche Stromstärke wurde mit 0,8 mA/cm2 Gelfläche kalkuliert. Transferfehler wurden durch Anfärben der Membran mit Ponceau-S kontrolliert und anschließend bei erfolgreichem Transfer eine Immundetektion eingeleitet. Hierfür wurde zunächst die Nitrozellulose mit 3–5 % BSA in TBS-T (Tris 20 mmol/L; pH 7,5; NaCl 150 mmol/L; Tween-20 0,1 %) für mindestens 1h abgesättigt und nachfolgend in einer primären Antikörperlösung mit einer Verdünnung von 1:1000–1:5000 in 3–5 % BSA für mindestens 2 h bei 4 °C inkubiert. Nach dreimaligem Waschen mit TBS-T erfolgte die Inkubation der Membran unter den gleichen Bedingungen mit einem HRPOD-gekoppeltem Zweitantikörper in einer Verdünnung von 1:10000 in TBS-T. Nach Entfernen des ungebundenen Zweitantikörpers durch mehrmaliges Waschen mit TBS-T wurden die Immunkomplexe mit der Hilfe des Enhanced Chemilumineszenz Detektion Kit detektiert. Dabei wurde die Lichtemission der Chemilumineszenz von Luminol mit Hilfe von Kodak X-OMAT AR-5 Filmen oder direkt mittels der KODAK Image Station 440CF digital detektiert. Für die Immundetektion spezifischer kovalenter Proteinmodifikationen wurde alternativ zum Western-Blot- ein Dot-Blot-Verfahren durchgeführt. Hierfür wurden die Proteinlysate auf eine Nitrozellulosemembran punktuell aufgebracht. Dabei wurde eine definierte Proteinmenge (1,5–3 µg) auf die Membran pipettiert und für mindestens

10 min bei Raumtemperatur getrocknet. Alternativ wurde eine Slot-Blot-Apparatur verwendet. Die Verwendung der Apparatur erfolgte entsprechend den Angaben des Herstellers. Zur Absättigung freier Membranbereiche wurden die Membranen wie bereits für den Western-Blot beschrieben mit 3–5 % BSA-Lösung abgesättigt und mit den Antikörperlösungen prozessiert.

3.2.6 RNA-Präparation und Messung der RNA-Konzentration

RNA wurde aus kultivierten Astrozyten oder Rattenhirngewebe mit dem RNeasy Mini Kit entsprechend dem Herstellerprotokoll isoliert. Die Bestimmung der RNA-Konzentration erfolgte durch photometrische Messung der Absorption bei einer Wellenlänge von 260 nm (Ultrospec 2100 Spectrophotometer, Biorad, Hercules, USA) sowie fluorimetrisch unter Verwendung des Quant-iT Ribogreen RNA Assay Kits nach Vorgaben des Herstellers.

3.2.7 Kapillarelektrophoretische Messung der RNA-Integrität

Um eine RNA-Degradation durch ubiquitär vorkommende RNasen auszuschließen, wurden RNA-Integritätsmessungen mit dem Bioanalyzer 2100 (Agilent) durchgeführt. Das Messprinzip basiert auf einer miniaturisierten Kapillarelektrophorese. In einem Minichip werden die RNA-Fragmente über eine spannungsabhängige Gelelektrophorese nach deren Molekulargewicht aufgetrennt. Die Erfassung der RNA erfolgt dabei durch Anfärben und laserinduzierter Fluoreszenzdetektion. Die Menge der gemessenen Fluoreszenz korreliert mit der Menge an RNA einer bestimmten Größe in einer Probe.

3.2.8 Northwestern- und Slot-Blot-Analyse

Für die Northwestern-Blot-Analysen wurden 2 % Formaldehyd-Gele mit einem Agaroseanteil von 0,8 % verwendet. Pro Probe wurde eine RNA-Menge von 5 μg/Lane auf das Formaldehyd-Gel aufgetragen. Vor elektrophoretischer Auftrennung wurden die Proben mit 20 μl Auftragspuffer (100 % Formamid; 37 % Formaldehyde; 10xMOPS; 100 % Glycerin; DEPC-Wasser; 1 % Brophenolblau) versetzt und bei 65 °C für 10 min denaturiert. Anschließend wurde das Gel für 15 min in einer NaOH-Lösung (50 mmol/L), und nachfolgend in 20 x SSC-Puffer (3 M NaCl; 0,3 M Sodiumcitrate; pH 7,0) für 45 min inkubiert. Das Auftrennen von RNA erfolgte für 3 h bei 100 V. Anschließend wurden die im Agarose-Gel enthaltenen RNA-Spezies über Nacht auf die Nitrozellulosemembran mittels kapillaren Transfers geblottet (siehe Abbildung 2).

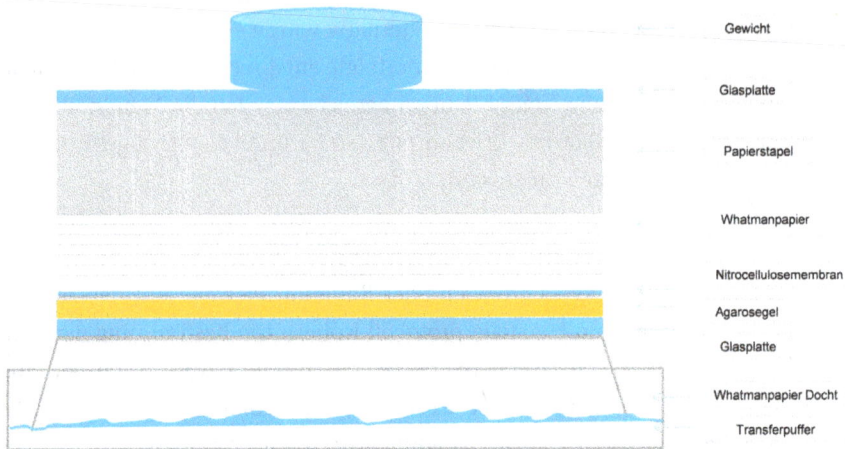

Abb. 2: Schematische Darstellung des Kapillartransfers von RNA auf die Nitrozellulosemembran (Modifiziert nach Alberts et al. 2004, Essential Cell Biology).

Für die Analyse der RNA-Oxidation wurden RNA-Präparationen auf Nitrozellulose-membran mittels einer Slot-Blot-Apparatur übertragen (Slot-Blotkammer Minifold II (Schleicher and Schuell, Dassel, Deutschland)). Pro Probe wurde 1–2 µg RNA verwendet und das Volumen auf 76 µl mit Aquadest und Auftragspuffer (100 % Formamid (Endkonzentration von 50 %), 37 % Formaldehyd (Endkonzentration von 7 % und 20 x SSC (1xfinal)) angeglichen und bei 68 °C für 18 min hitzebehandelt und anschließend mittels einer Slot-Blot-Kammer auf die Nitrozellulosemembran gespottet. Die Fixierung der Nukleinsäuren auf der Membran erfolgte durch Trocknen bei 70 °C im Hybridisierungsofen für 60 min. Die Beladung des Gels und der Transfer wurden durch das Anfärben der Membran mit Methylenblau (0,2 % Methylenblau; 0,3 M Na-Azetat) kontrolliert. Anschließend wurde die Membran wie oben beschrieben (siehe Kapitel 3.2.5) prozessiert. Der Nachweis oxidierter RNA wurde mit einem anti-8-OH(d)G-Antikörper (QED Biosciences) durchgeführt. Hierfür wurde die Nitrozellulosemembran in der Antikörperlösung für 1 h bei Raumtemperatur inkubiert.

3.2.9 Densitometrische Quantifizierung von Western- und Dot-Blots

Die densitometrische Auswertung der Schwärzung der Filme und der digitalen Aufnahmen (Kodak Digital Image Station 440CF) erfolgte unter Verwendung der Auswertungssoftware 1D (Eastman Kodak Co., Rochester, USA).

3.2.10 Bestimmung des Blutammoniakgehalts

Der Blutammoniakspiegel wurde mit Hilfe des Ammonia Checker II (Nobis Labordiagnostica GmbH, Endingen, Germany) im Blut von Wistar-Ratten nach Tötung der Tiere bestimmt. Hierfür wurde venöse Blut aus dem rechten Ventrikel entnommen und auf einen Teststreifen gegeben (Menarini Diagnostics GmbH Berlin, Germany). Die kolorimetrische Veränderung des Teststreifens nach Zugabe des Blutes ist ein Maß für die Ammoniakkonzentration und wurde entsprechend den Herstellerangaben photometrisch mit dem Ammonia Checker II quantifiziert.

3.2.11 Präparation vitaler Maushirnschnitte

Vitale Maushirnschnitte wurden von Dr. Oliver Selbach aus dem Intsitut für Neuro- und Sinnesphysiologie präpariert und zur Verfügung gestellt. Männliche C57/BL6-Mäusen (2,5–4,5 Monate alt) wurden durch intraperitoneale Injektion von Pentobarbital narkotisiert und nachfolgend dekapitiert. Nach Freipräparation des Gehirns wurden 500 μm-dicke Kortexschnitte mit Hilfe eines Vibrotoms (Microm International, Walldorf, Deutschland) angefertigt. Unmittelbar danach wurden die Kortexschnitte in DMEM-Medium (1000 g/L D-Glucose, ohne Phenolrot) mit Carbogen (5 % CO_2; 95 % O_2) für 3–4 h kultiviert. Anschließend wurden die Schnitte mit NH_4Cl (5 mmol/L) oder TNF-α (50 ng/ml) für 6 h in mit Carbogen-begastem DMEM-Medium inkubiert. Am Ende des Experiments wurden die vitalen Mausschnitte für die Slot- und Northwestern-Blot-Analyse verwendet.

3.2.12 Immunfluoreszenzanalyse

Für Immunfluoreszenzanalysen wurden Wistar-Ratten durch intraperitoneale Injektion von Pentobarbital (70 mg/kg KG) getötet, transkardial mit Kochsalzlösung blutfrei perfundiert (Aktenzeichen: AZ50.05-230-3-65/01 und AZ84-02.04.2011. A166), gefolgt durch Fixierung mit formaldehydhaltiger Lösung. Anschließend wurden die Gehirne freipräpariert und in 20 % Sucrose für 24 h bei 4 ℃ eingelegt und mittels eines Kryotoms Hirnschnitte in einer Dicke von 50μm angefertigt (Aktenzeichen: AZ50.05-230-3-65/01).

Unmittelbar vor Anfärben der Präparate wurden die Kryoschnitte mit PBS bei Raumtemperatur unter leichtem Schütteln dreimal für jeweils 15 min gewaschen. Zur Verminderung einer unspezifischen Antikörperbindung, wurden die Hirnschnitte in einer Blockierlösung (0,3 % Saponin und 10 % Ziegenserum in PBS) inkubiert. Die Inkubation mit dem Primärantikörper (1:100–1:500 in PBS mit 0,1 % Saponin und 2 % Ziegenserum) erfolgte über einen Zeitraum von 48 h bei 4 ℃. Anschließend wurden die Schnitte dreimal jeweils für 15 min mit PBS gewaschen. Nachfolgend wurden die Schnitte mit unterschiedlichen fluoreszenzgekoppelten (FITC; Cy3 oder Cy5) Sekundärantikörpern (1:100–1:200 in PBS mit 0,1 % Saponin und 2 % Ziegenserum) für 48 h bei 4 ℃ inkubiert und abschließend mit PBS dreimal jeweils für 15 min bei RT gewaschen und in Einbett-Medium (Fluoromount G, Southern Biotech, Alabama, USA) zur Protektion der Fluoreszenz konserviert.

3.2.13 Konfokale Laserscanning Mikroskopie

Ein Konfokalmikroskop (oder CLSM für „confocal laser scanning microscope") ist ein Lichtmikroskop, welches ein außerhalb zu fokussierender Ebene stammendes Streulicht mit Hilfe einer Lochblende daran hindert, auf den Detektor zuzugehen. Dadurch wird es möglich, hochauflösend Schichtaufnahmen anzufertigen, die für dreidimensionale Rekonstruktion genutzt werden können. In der vorliegenden Arbeit wurde ein LSM510meta der Firma ZEISS unter Verwendung von vier verschiedenen Lasern unterschiedlicher Wellenlängen genutzt (Ar/ML: λ = 450–530 nm; HeNe: λ = 633 nm, λ = 543 nm; Diode: 405 nm).

3.2.14 Immunpräzipitation/Immundepletion spezifischer Proteine und oxidierter RNA

Für die Immunpräzipitation von Proteinen wurden jeweils identische Proteinkonzentrationen in den zu vergleichenden Proben gewählt. Einer definierten Menge an Protein wurden zwischen 1,5–3 µg Antikörper hinzugefügt und für 4–6 h bei 4 °C in einem Probenrotor inkubiert. Nachfolgend wurden Immunglobuline durch Zugabe von Protein-A/G-Agarose (Santa-Cruz Biotechnologies, Santa Cruz, USA bzw. µMACS Microbeads, Miltenyi, Biotech) präzipitiert. Hierfür wurden die Proben im Überkopfrotor bei 4 °C über Nacht inkubiert. Immunpräzipitierte Proteine wurden durch Waschen der Beads mit einer Pufferlösung (PBS; bzw. RL-Puffer (20 mmol/L Tris pH 7,4; 140 mmol/L NaCl; 10 mmol/L NaF; 10 mmol/L Natriumpyrophosphat x10H2O; 0,1 % Triton X-100; 1 mmol/L EDTA; 1 mmol/L EGTA; 1 mmol/L Natriumorthovanadat; 20 mmol/L β-Glycerophosphat)) von den nicht gebundenen Bestandteilen der Proben getrennt. Im Falle der Agarose wurden die Präzipitate bei 3000 g in einer Eppendorf-Tischfuge für 3 min zentrifugiert, der Überstand abgenommen und die verbliebene Agarose erneut mit Puffer versehen. Nachfolgend wurde dieser Waschschritt noch zweimal wiederholt, bevor die Immunkomplexe in Auftragspuffer aufgenommen und bei 95 °C inkubiert wurden.

Die Aufreinigung von Immunpräzipitaten mittels MACS erfolgte, indem die Microbead/Probensuspension über µMACS-Columns in einem Mini-MACS-System gegeben wurden. Nachfolgend wurden die Columns dreimal mit PBS bzw. RL-Puffer gespült, bevor immunpräzipitierte Proteine mittels 2xSDS Puffer aus der Säule eluiert wurden. Für die Immunpräzipitation oxidierter RNA wurde isolierte RNA in einer definierten Menge von 5 µg pro Ansatz verwendet. Die Proben mit entsprechenden Kontrollen wurden zunächst mit 1,5 µg anti-8-OH(d)G-Antikörper für 2 h bei 4 °C versetzt und anschließend mit 30 µl µMACS ProteinA/G-Microbeads für 2 h bei 4 °C inkubiert. Die Separation immunpräzipitierter RNA von nicht präzipitierter

RNA erfolgte unter Verwendung von µMACS- bzw. MultiMACS-Säulen. Die präzipitierte, in den MACS-Säulen gebundene RNA wurde von den Säulen durch Hinzugabe von erhitztem (95 °C) RNase-freiem Wasser eluiert. Anschließend wurde eine fluorimetrische Quantifizierung der RNA-Menge im Depletat und Präzipitat mittels Ribogreen-Reagenz durchgeführt. Abschließend wurde die RNA für die PCR-Analyse weiter prozessiert und mit Hilfe des First Strand cDNA Synthesis Kits (Roche, Mannheim, Deutschland) in cDNA umgeschrieben.

3.2.15 Semiquantitative Polymerasekettenreaktion

Nach cDNA-Synthese wurden zur Identifizierung oxidierter RNA-Spezies nachfolgende Gene analysiert: GLAST (Glutamat/Aspartat-Kotransporter) GABAb-R1 (gamma butyric acid receptor b subtype R1) und 18S (ribosomal RNA subunit 18S). Die PCR wurde mittels eines Thermocyclers (PTC-200, Peltier Thermocycler, MJ-Research, Waltham, USA) durchgeführt. Es wurden 40 PCR-Zyklen gefahren; die Denaturierung erfolgte für 30 sek bei 96 °C, das Annealing 30 sek bei 56 °C und die Extension 1 min bei 74 °C.

Die Sequenz der hierbei verwendeten Primer ist nachfolgend aufgeführt :

GLAST	Sense	5´-CAG-CGC-TGT-CAT-TGT-GGG-TA-3´
	Antisense	5´-TTA-TAC-GGT-CGG-AGG-GCA-AA-3´
GABAb-R1	Sense	5´-CGT-CTT-CTT-CTG-CTG-GTG-AT-3´
	Antisense	5´-AAG-TCC-CAC-GAT-GAT-TCG-AG-3´
18S-RNA	Sense	5´-GCC-TAG-ATA-CCG-CAG-CTA-GGA-3´
	Antisense	5´-TCA-TGG-CCT-CAG-TTC-CGA-A-3´

Die amplifizierten Fragmente wurden anschließend auf ein 2%iges Agarosegel aufgetragen und durch das Anfärben des Gels mit Ethidiumbromid unter einer UV-Lampe visualisiert. Die Größe der amplifizierten Fragmente wurde unter Verwendung von DNA Ladder MassRuler (Low Range, Fragmentas GmbH, St. Leon-Rot, Deutschland) bestimmt.

3.2.16 Denitrase-Assay

Untersuchungen zur Identifizierung einer denitrierenden Aktivität in Hirn-, Leber- und Milzextrakten wurden nach einem modifizierten Protokoll von Kamisaki Y. et al. (1998) durchgeführt. Leber und Milzgewebe wurde von Lipopolysaccharid-behandelten (LPS) Ratten entnommen (intraperitoneale Bolusinjektion von 4 mg/kg KG in NaCl 0,9 %, Organentnahme nach 24 h). Hirngewebe wurde aus dem zerebralen Kortex unbehandelter Ratten präpariert (Aktenzeichen: AZ50.05-230-35/03). Der Probenaufschluss sowie die Proteinbestimmung erfolgten entsprechend wie vorhergehend in Abschnitt Western-Blot- und Dot-Blot-Analysen beschrieben. Als Substrat wurde 50 ng mit ONOO–behandelter Glutaminsynthetase verwendet, die mit 40 µg des entsprechenden Gewebes in Gegenwart von 2 mmol/L $CaCl_2$ und 2 mmol/L $MgCl_2$ versetzt wurde. Das Gemisch wurde nachfolgend für 1 h bei 37 °C inkubiert. In Kontrollexperimenten wurden die zu testenden Gewebeproben vor Verwendung im Assay hitzeinaktiviert (95 °C, 1 min). Nach Beendigung des Experiments wurden die Proben, wie vorhergehend bereits beschrieben, mittels Western- und Dot-Blot-Verfahren analysiert oder die Glutaminsynthetaseaktivität gemessen.

3.2.17 Messung des proteasomalen Abbaus durch das 20S Proteasom

Die Messung des proteasomalen Abbaus der Glutaminsynthetase durch das 20S Proteasom erfolgte nach einem modifizierten Protokoll von Grune T. et al. (1997). Im Assay wurden 50 ng Glutaminsynthetase mit 1 µg 20S Proteasom versetzt und anschließend in Proteolysispuffer (50 mmol/L HEPES; 20 mmol/L KCl; 5 mmol/L Mg(Ac)2 und 0,03 % SDS; pH 7,8) bei 37 °C für 6 h inkubiert. Die Reaktion wurde durch Zugabe von 2xSDS Puffer und Erhitzen (95 °C, 5 min) gestoppt und die Proben nachfolgend für Western-Blot-Analysen verwendet. Zur Validierung der proteasomalen Aktivität des 20S Proteasoms wurden Messungen mit dem durch das Proteasom spaltbaren Peptids Suc-LLVY-MCA durchgeführt. Die Spaltung des Peptids bewirkte die Bildung eines fluorogenen Produkts, das mit Hilfe eines Photometers (Ascent-FL, Thermo Electron) quantifiziert wurde (Anregung bei 380 nm, Emission bei 460 nm).

3.3 Glutaminsynthetase-Assay

Die Messung der Glutaminsynthetaseaktivität erfolgte nach einem Protokoll von Webb and Brown (1976). Die hier angewendete Aktivitätsmessung beruht auf der durch die Glutaminsynthetase katalysierten Glutamyltransferasereaktion. Hydroxylamin dient dabei als Substrat für die Bildung von γ-glutamyl-Hydroxamat, welches nach Reaktion mit $FeCl_3$ einen bräunlichen Farbkomplex bildet, dessen charakteristische Absorption bei 500 nm photometrisch quantifiziert werden kann. Im Assay wurden 100 μl Probenlysat mit 600 μl einer Reaktionslösung (60 mmol/L Imidazol-HCl (pH 6,8); 20 mmol/L Natriumarsenat; 60 mmol/L L-Glutamin; 15 mmol/L Hydroxylamin-HCl; 3 mmol/L MnCl2 und 0,4 mmol/L ADP) für 1 h bei 37 °C inkubiert. Nach Ablauf der Inkubation wurde die Reaktion durch Zugabe von 600μl Stopplösung (200 mmol/L Trichloressigsäure, 670 mmol/L HCl und 370 mmol/L FeCl3) beendet. Die Proben wurden nachfolgend bei 20.000 xg für 10 min bei 4 °C zentrifugiert. Die Messung der Absorption erfolgte in einem Photometer (Ultrospec 2100, Biorad, Hercules, USA) bei einer Wellenlänge von 500 nm.

3.3.1 Statistische Auswertung

Alle in dieser Arbeit statistisch ausgewerteten Daten sind als Mittelwerte ± Standardfehler des Mittelwerts (SEM) angegeben. Die statistische Auswertung erfolgte unter Einbeziehung von mindestens drei individuellen und unabhängigen Experimenten bzw. Proben. Statistisch signifikante Veränderungen wurden mittels eines zweiseitigen T-Tests nach Student identifiziert. Dabei wurde ein α-Fehler von < 0,05 als statistisch signifikant angenommen.

4 Ergebnisse

4.1 Untersuchung zur Wirkung Peroxynitrit-vermittelter kovalenter Proteinmodifikationen auf die Aktivität der Glutaminsynthetase

4.1.1 Validierung eines in vitro Testsystems zur Untersuchung der Peroxynitrit-vermittelten Wirkung auf die Glutaminsynthetase

Zur Überprüfung der Wirkung von Peroxynitrit auf posttranslationale Proteinmodifikationen und deren Einfluss auf die enzymatische Aktivität der Glutaminsynthetase (GS) wurden kommerziell erhältliche Glutaminsynthetasepräparationen aus dem Schafshirn verwendet und diese auf Reinheit durch Western-Blot-Analyse untersucht. Wie aus der Abbildung 3 ersichtlich, ist nach Elektrophorese der Glutaminsynthetasepräparationen im PAA-Gel und Anfärbung der Membran durch Coomassie-Blue eine Doppelbande im Bereich der zuerwarteten Laufhöhe der Glutaminsynthetase (ca. 45 kDa) erkennbar. Zur Identifizierung wurden diese Peptide aus dem Gel ausgeschnitten und nach enzymatischem Verdau mittels eines kombinierten Verfahrens Matrix-unterstützter Laser-Desorption/Ionisation und Massenspektrometrie mit Flugzeitanalysator (MALDI-TOF) im Biologisch-Medizinischen Forschungszentrum (BMFZ) der Universität Düsseldorf analysiert. Durch Sequenzanalyse konnte sowohl das obere, als auch das untere Peptid als Glutaminsynthetase identifiziert werden. Da nicht alle Fragmente nach tryptischem Verdau in der MS-Analyse wiedergefunden wurden, gelang keine vollständige Sequenzanalyse. Daher bleibt die Ursache der unterschiedlichen Molekulargewichte unklar.

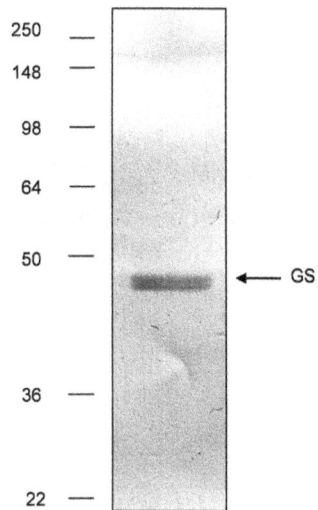

Abb. 3: Überprüfung der Reinheit aus dem Schafhirn isolierter Glutaminsynthetase mittels Western-Blot-Analyse und Coomasie-Blau-Färbung.

20 µg Glutaminsynthetase wurde auf ein PAA-Gel aufgetragen, auf Nitrozellulosemembran geblottet und anschließend die Membran mit Coomasie-Blau angefärbt. Quelle: Görg et al., 2007.

4.1.2 Identifizierung der Peroxynitrit-vermittelten Proteinmodifikationen an isolierter Glutaminsynthetase und deren Einfluss auf die enzymatische Aktivität

Unter Verwendung verschiedener Peroxynitrit (PN, ONOO-)-Konzentrationen im Konzentrationsbereich von 0,5 bis 50 µmol/L wurde der Einfluss von PN auf die Proteintyrosinnitrierung (PTN), S-Nitrosylierung (SNO) und Karbonylierung der Glutaminsynthetase (GS) mit Hilfe von jeweils der Modifikation entsprechenden spezifischen Antikörpern in der Dot-Blot-Analyse untersucht. Wie in Abbildung 4 erkennbar ist, induzierte PN bereits ab einer Konzentration von 5 µmol/L eine signifikante, gegenüber der Kontrolle ca. 4-fach erhöhte PTN der GS. Unter dieser Bedingung konnte hingegen keine verstärkte S-Nitrosylierung oder Karbonylierung des Enzyms gefunden werden. Höhere PN-Konzentrationen induzierten einen weiteren Anstieg der Tyrosinnitrierung sowie beginnend bei einer PN-Konzentration von 10 µmol/L wurde ein signifikanter Anstieg der S-Nitrosylierung beobachtet. Eine deutliche Zunahme der Karbonylierung um das 2-fache der Kontrolle konnte hingegen erst bei Verwendung der höchsten hier eingesetzten PN-Konzentration beobachtet werden (50 µmol/L).

Zur Bestimmung des Einflusses von PN auf die GS-Aktivität wurde aufgereinigte GS mit PN in einem Konzentrationsbereich von 0,5 bis 50 µmol/L behandelt. Beginnend ab einer PN-Konzentration von 1 µmol/L konnte eine signifikante Verminderung der GS-Aktivität um ca. 10 % beobachtet werden, die dosisabhängig weiter bis zu einer residualen Aktivität von ca. 30 % bei Verwendung einer PN-Konzentration von 50 µmol/L abfiel (Siehe Abbildung 5A).

Zur Korrelation von GS-Tyrosinnitrierung und GS-Aktivitätsverlust wurde eine Regressionsanalyse durchgeführt. Wie in Abbildung 5B ersichtlich, existiert ein deutlich negativer linearer Zusammenhang zwischen den beiden Merkmalen „GS-Aktivität" und „Tyrosinnitrierung der GS" mit einem Korrelationskoeffizienten von $r = 0,97$. Diese Daten belegen einen Zusammenhang zwischen dem Ausmaß der GS-Tyrosinnitrierung und dem Aktivitätsverlust der GS nach Behandlung mit PN.

Zur Abschätzung des Anteils tyrosinnitrierter GS nach Behandlung mit 5 µmol/L PN wurden NO2Tyr-Immunpräzipitationsexperimente durchgeführt. Hierbei wurde die tyrosinnitrierte GS mit einem monoklonalen gegen NO2Tyr-gerichteten Antikörper aus der mit ONOO–behandelten GS-Lösung präzipitiert und der nicht präzipitierte Anteil für die Western-Blot Analyse weiterverwendet. Im Western-Blot fand sich in diesen NO2Tyr-Immundepletaten eine deutlich abgeschwächte NO2Tyr-Immunreaktivität (um ca. 65 % geringer gegenüber der nicht immundepletierten PN-behandelten Probe). Dieses Ergebnis zeigt, dass die tyrosinnitrierte

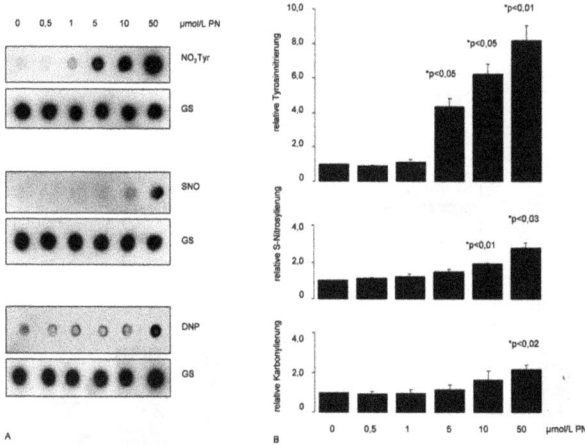

Abb. 4: Nachweis von kovalenten Proteinmodifikationen an der isolierten, mit PN-behandelten Glutaminsynthetase.
Die Glutaminsynthetase wurde mit aufsteigender PN-Konzentration von 0,5 bis 50 µmol/L behandelt und auf Nitrozellulosemembran gedottet. Nachfolgend wurde die Membran auf Tyrosinnitrierung, S-Nitrosylierung und Karbonylierung unter Verwendung von spezifischen Antikörpern untersucht. Die Beladung wurde durch die Detektion von Gesamt-GS kontrolliert (A). Die densitometrischer Analyse von Dots wurde auf die GS-Expression normiert und statistisch ausgewertet (B). Quelle: Görg et al., 2007.

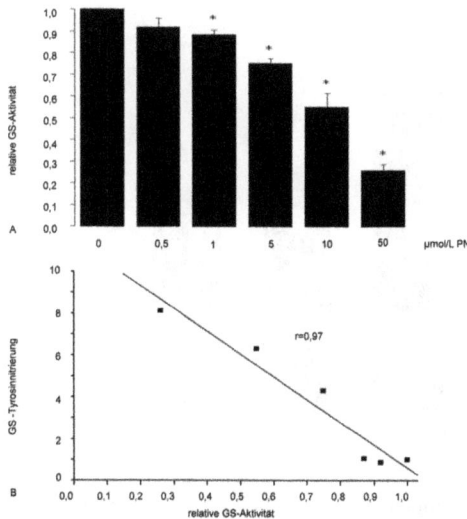

Abb. 5: Korrelation zwischen Tyrosinnitrierung der GS und enzymatischer Aktivität. Die GS wurde mit aufsteigenden PN-Konzentrationen zwischen 0,5–50 µmol/L wie oben beschrieben behandelt und die Aktivität der GS mittels GS-Assay untersucht. Die statistische Analyse zeigte einen von der PN-Konzentration abhängigen Abfall der GS-Aktivität. Eine signifikante Verminderung der enzymatischen Aktivität war bereits bei einer PN-Konzentration von 1µmol/L zu beobachten. Bei Verwendung von 50 µmol/L PN war eine residuale Aktivität von 30 % messbar (A). Eine Korrelation zwischen PN-induzierter Tyrosinnitrierung und GS-Aktivitätsverlust wurde mittels Regressionsanalyse ermittelt (B). Korrelationskoeffizient r = 0,97 (n = 3). Quelle: Görg et al., 2007.

41

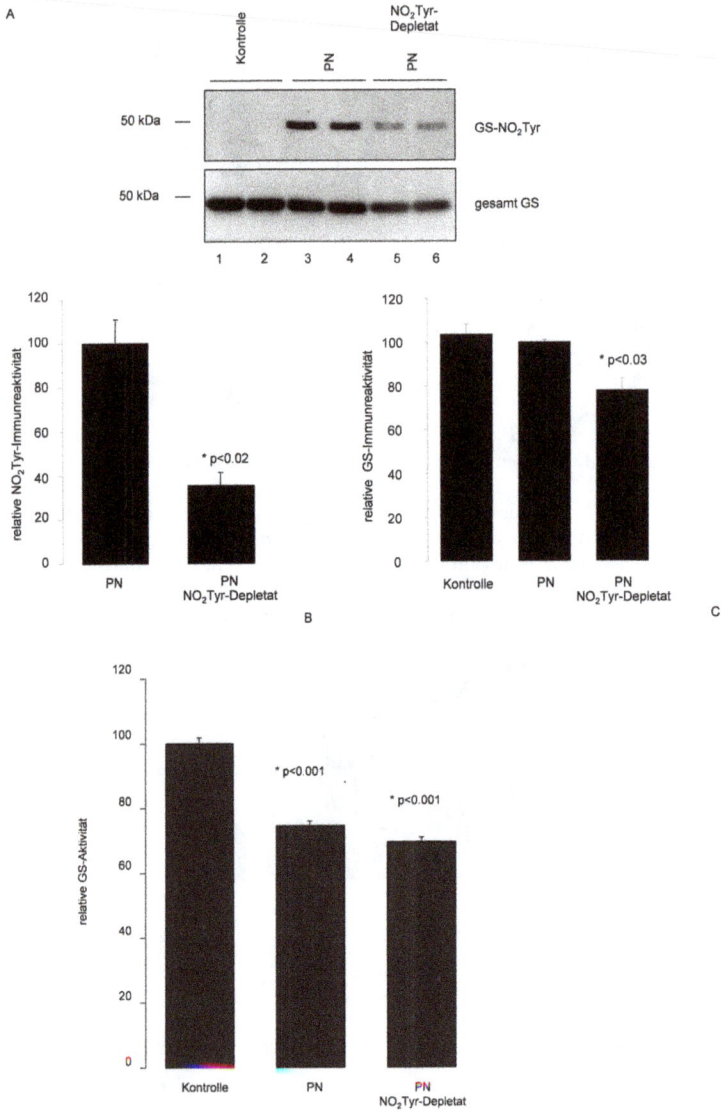

Abb. 6: Einfluss einer NO2Tyr-Immundepletion auf die GS-Expression und die enzymatische Aktivität.

Die unbehandelte oder mit 5 µmol/L Peroxynitrit behandelte Glutaminsynthetase wurde durch Verwendung von Anti-NO2Tyr-Antikörpern immunopräzipitiert. Immunodepletierte GS wurde zusammen mit unbehandelte oder mit PN-behandelte GS-Proben auf das PAA-Gel aufgetragen und auf die gesamt GS- und NO2Tyr-Immunreaktivität überprüft (A) und densitometrisch analysiert (B und C). Anschließend wurde die enzymatische Aktivität der GS in den nicht NO2Tyr-depletierten und NO2Tyr-immundepletierten Proben untersucht (D) (n = 8). Quelle: Görg et al., 2007.

42

GS nicht vollständig entfernt wurde. In parallel dazu durchgeführten Western-Blot-Analysen wurde die GS mit Hilfe eines anti-GS-Antikörpers detektiert. Auch hier zeigte sich ein Abfall der GS-Immunreaktivität um ca. 20 %. Diese Experimente legen den Schluss nahe, dass unter den hier verwendeten experimentellen Bedingungen unter Verwendung einer PN-Konzentration von 5 µmol/L schätzungsweise 30 % der Glutaminsynthetase tyrosinnitriert vorliegt.

Mit den NO2Tyr-Immundepletaten wurde nachfolgend ein GS-Aktivitätsassay durchgeführt. Wie die Abbildung 6D zeigt, war die Depletion nitrierter Glutaminsynthetase gegenüber den nicht-depletierten PN-behandelten GS-Proben mit keinem verstärkten Abfall der GS-Aktivität assoziiert. Dieses Ergebnis belegt, dass die nitrierte und in diesem experimentellen Setting aus dem Gesamtpool durch NO2Tyr-Immundepletion entfernte GS, nicht zur gemessenen GS-Aktivität beiträgt. Diese Experimente belegen, dass die Tyrosinnitrierung der GS mit einem Aktivitätsverlust assoziiert ist.

4.1.3 Einfluss von Epicatechin auf die PN-induzierte Tyrosinnitrierung und den GS-Aktivitätsverlust

Es ist bekannt, dass das Flavonoid Epicatechin (EC) die Proteintyrosinnitrierung durch Stabilisierung des Tyrosylradikals verhindert (Schroeder et al., 2001). In den nachfolgenden Untersuchungen wurde daher der Effekt von EC (30 µmol/L) auf die durch PN-induzierte (5 µmol/L) Tyrosinnitrierung der GS und auf die GS-Aktivität gemessen. Wie in Abbildung 7 dargestellt, wird sowohl die Peroxynitrit-vermittelte Tyrosinnitrierung als auch die PN-vermittelte Hemmung der GS-Aktivität durch EC verhindert (siehe Abbildung 7 A–B). Diese Ergebnisse sprechen für einen Zusammenhang zwischen der PN-induzierten Proteintyrosinnitrierung und dem GS-Aktivitätsverlust unter den hier verwendeten experimentellen Bedingungen.

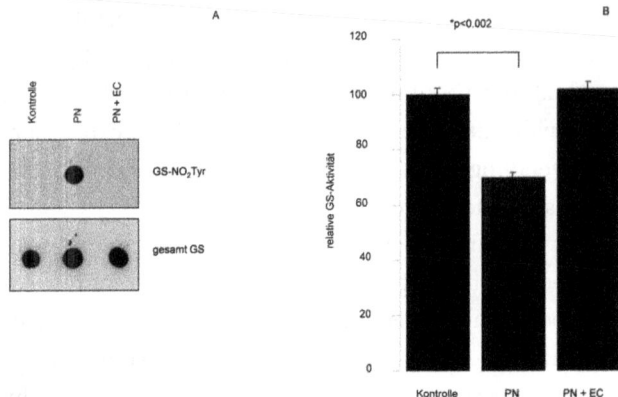

Abb. 7: Einfluss von Epicatechin auf Proteintyrosinnitrierung und PN-vermittelte Verminderung der enzymatischen Aktivität der Glutaminsynthetase.

20 ng GS wurde mit 5 µmol/L PN in Gegenwart oder Abwesenheit von 30 µmol/L Epicatechin behandelt. Die jeweiligen Kontrollproben blieben unbehandelt. In der Dot-Blot-Analyse wurde die NO2Tyr-Immunreaktivität unter Verwendung von monoklonalen anti-NO2Tyr-Antikörpern detektiert. Die Beladung wurde durch Detektion der Glutaminsynthetase kontrolliert (A). Anschließend wurde die enzymatische Aktivität der GS in den Kontrollen und mit Epicatechin vorbehandelten Proben überprüft (B) (n = 3). Quelle: Görg et al., 2007.

4.1.4 Denitrierung der GS durch LPS-behandelte Milzproteinlysate

Einige Publikationen legen die Existenz einer enzymatischen denitrierenden Aktivität in der Milz LPS-behandelter Ratten nahe (Kimasaki et al., 1998). In der vorliegenden Arbeit wurde daher experimentell ermittelt, ob die tyrosinnitrierte GS ein Substrat für die Denitraseaktivität in der Milz LPS-behandelter Ratten darstellt. Wie in der Abbildung 8A erkennbar ist, konnte unter den hier verwendeten Mengen an isolierter GS und Milzproteinlysaten und den gewählten Detektionsbedingungen keine Glutaminsynthetase in der Milz LPS-behandelter Ratten im Western-Blot dargestellt werden. Die Inkubation der isolierten GS mit Proteinlysaten aus der Milz führte zu einem zeitabhängigen, deutlichen Abfall der anti-NO2Tyr-Immunreaktivität, nicht jedoch der anti-GS-Immunreaktivität (siehe Abbildung 8A oberes Feld 4–7). Die densitometrische Analyse zeigte eine signifikante Reduktion der NO2Tyr-Immunreaktivität 30min nach Behandlung mit Milzproteinlysat um ca. 80 % (siehe Abbildung 8C). Die im Milzlysat vorhandene Denitraseaktivität war sensitiv gegenüber Hitzebehandlung (95 °C, 5 min) (siehe Abbildung 8B). Die hier vorgestellten Untersuchungen weisen auf eine hitzelabile Denitraseaktivität in der Milz LPS-behandelter Ratten hin, welche die NO2Tyr-Gruppe der GS entfernt, ohne das betroffene Enzym zu degradieren. Die Zeitabhängigkeit und Hitzesensitivität weisen zudem auf einen enzymatischen Prozess hin.

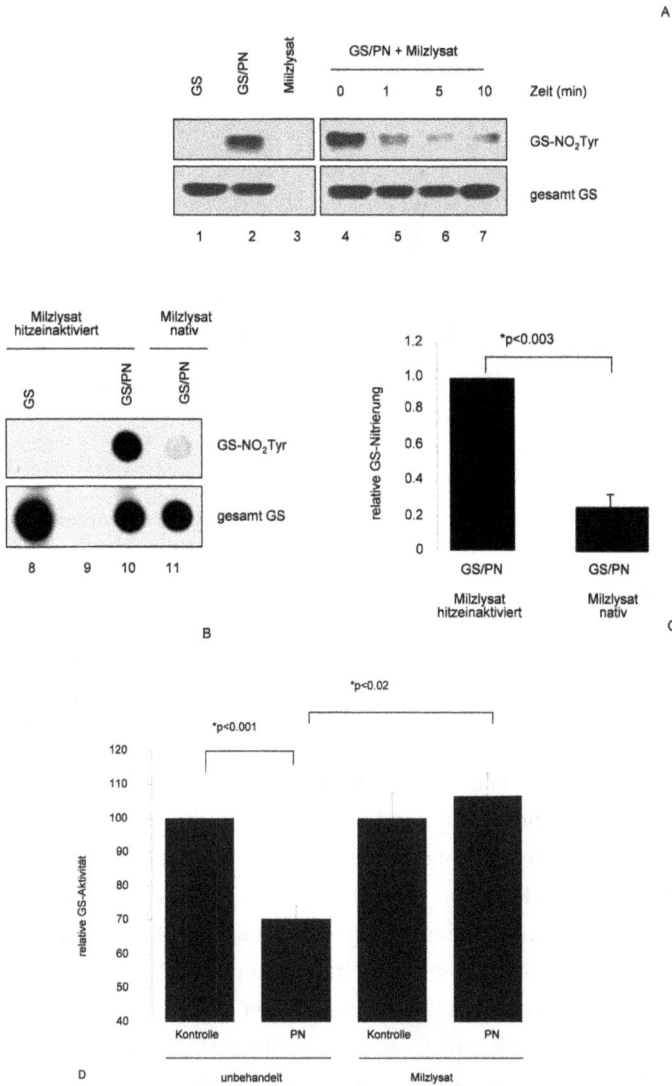

Abb. 8: Einfluss einer Behandlung mit Milzlysat aus LPS-behandelter Ratte auf die Tyrosinnitrierung der Glutaminsynthetase und dem damit assoziierten Aktivitätsverlust.

GS wurde mit 5 µmol/L PN behandelt und anschließend im aufsteigenden Zeitintervall 1–30 min mit nativem (4–7) oder hitzeinaktiviertem (8–10) Milzproteinlysat inkubiert. Nachfolgend wurden die Proben mittels Western- oder Dot-Blot-Analyse auf NO2Tyr- oder GS-Immunreaktivität überprüft. Als Kontrollen dienten Milzextrakte ohne GS (3,9) oder GS ohne PN-Behandlung (1,8) (A und B). Die NO2Tyr-Immunreaktivität wurde densitometrisch analysiert (C) (n = 5). Anschliessend wurde in den Kontrollen und mit Milzlysat vorbehandelten Proben die enzymatische Aktivität der GS untersucht (D) (n = 3). Quelle: Görg et al., 2007.

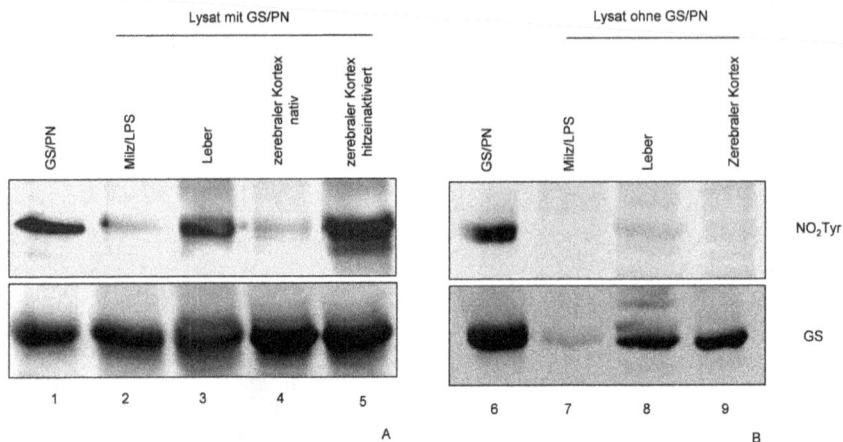

Abb. 9: Nachweis einer Denitraseaktivität in den Proteinlysaten aus der Milz, dem zerebralen Kortex und der Leber LPS-behandelter Ratten.

Die PN-behandelte GS wurde mit nativen oder hitzeinaktivierten Proteinlysaten aus der Milz (Lane 2), Leber (Lane 3) und zerebralem Kortex (Lane 4–5) für 30 min inkubiert. Anschließend wurden die Proteinproben auf das PAA-Gel aufgetragen und auf die Nitrozellulosemembran geblottet und die NO2Tyr- und GS-Immunreaktivität mit monoklonalen Antikörpern detektiert (A). Die intrinsische NO2Tyr- und GS-Immunreaktivität in Proteinextrakten aus LPS-behandelter Milz (Lane 7), Leber (Lane 8) und zerebralem Kortex (Lane 9) wurde mittels Western-Blot-Analyse überprüft (B). Quelle: Görg et al., 2007.

Nachfolgend wurde die Wirkung der Denitrierung auf den PN-induzierten Aktivitätsverlust der GS überprüft. Während die Zugabe von hitzeinaktivierten Milzproteinlysaten zu PN-behandelter, isolierter GS keine weitere Steigerung der GS-Aktivität bewirkte, brachte die Inkubation mit Milzextrakt die GS-Aktivität der PN-behandelten GS-Probe auf das Ausgangsniveau (siehe Abbildung 8D). Diese Daten zeigen, dass eine Denitrase in den LPS-behandelten Ratten, die PN-vermittelte Verminderung der enzymatischen Aktivität wiederherstellen kann.

Weitergehend wurde überprüft, ob eine Denitraseaktivität auch in den anderen Organen vorhanden ist, wie zerebraler Kortex und Leber (siehe Abbildung 9 Lane 2–5). Nach dem die basale NO2Tyr- und GS-Immunreaktivität in den entsprechenden Proteinlysaten mit Hilfe von Western-Blot-Analysen erfasst wurden (siehe Abbildung 9 Lane 7–9), wurden die Proteinextrakte dieser Organe im Denitraseassay getestet. Wie aus der Abbildung 9 ersichtlich, bewirkte die Inkubation der PN-behandelten GS mit Proteinextrakten aus dem zerebralen Kortex und der LPS-behandelten Milz eine Abschwächung der GS-NO2Tyr-Immureaktivität (siehe Abbildung 9 Lane 5). In der Leber konnte hingegen keine Denitraseaktivität festgestellt werden (siehe Abbildung 9 Lane 8).

4.1.5 Einfluss der GS-Proteintyrosinnitrierung auf den proteasomalen Abbau des Enzyms durch das 20S Proteasom

In der Literatur finden sich zahlreiche Hinweise auf einen proteasomalen Abbau tyrosinnitrierter Proteine (Grune et al., 1998). Für den Abbau von oxidativ geschädigten Proteinen ist insbesondere die 20S Untereinheit des Proteasoms zuständig. Mit Hilfe von aufgereinigtem 20S Proteasom wurde nachfolgend der Abbau der nitrierten Glutaminsynthetase durch das 20S Proteasom in vitro untersucht. Hierfür wurden zwei unterschiedliche Bedingungen gewählt. Einerseits wurde die PN-behandelte GS verwendet bei der ausschließlich eine PTN, nicht aber eine S-Nitrosylierung oder Karbonylierung des Enzyms vorlag (5 µmol/L). Andererseits wurden GS-Proben verwendet, die mit 50 µmol/L PN behandelt wurden, da hier die GS sowohl nitriert, als auch S-nitrosyliert und karbonyliert vorliegt. Wie in der Abbildung 10A ersichtlich, wurde die mit 5 µmol/L PN-behandelte GS nicht durch das 20S Proteasom abgebaut. Wohingegen ca. 40 % der mit 50 µmol/L PN-behandelten GS proteasomal verdaut wurde.

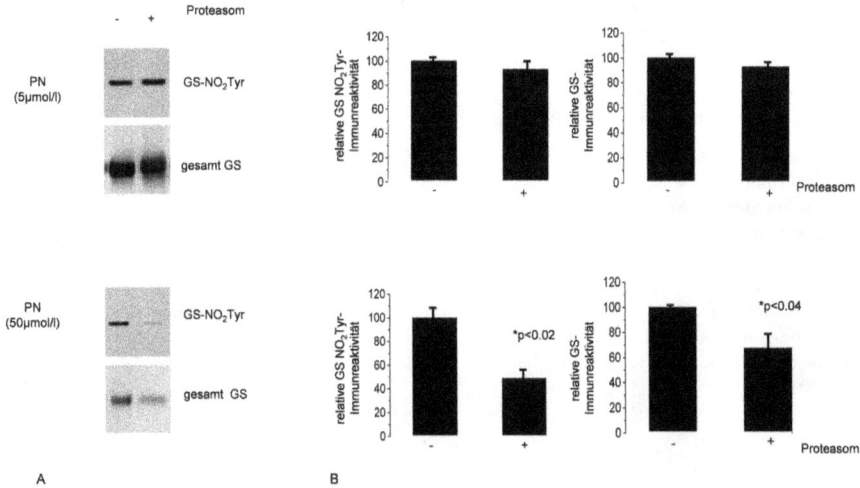

Abb. 10: Einfluss der Tyrosinnitrierung auf den Abbau der PN-behandelten GS durch das 20S Proteasom.

Isolierte Glutaminsynthetase wurde wie beschrieben mit 5- oder 50 µmol/L PN behandelt und anschließend mit 1 µg 20S Proteasom versetzt und für 6 h bei 37 °C inkubiert. Die NO2Tyr- und GS-Immunreaktivität wurde durch Western-Blot-Analyse untersucht (A). Der relative Anteil nitrierter Glutaminsynthetase, sowie der Gesamt-GS wurden durch densitometrische Analyse quantifiziert (B). Quelle: Görg et al., 2007.

4.1.6 Nachweis tyrosinnitrierter Proteine und Identifizierung der tyrosinnitrierten Glutaminsynthetase in humanen post mortem Hirnproben

Aus humanen post mortem Hirnproben wurden aus dem zerebralen Kortex Protein-lysate präpariert und die Tyrosinnitrierung individueller Proteine mittels Western-Blot-Analysen untersucht. Wie in Abbildung 11A erkennbar ist, findet sich im Molekulargewichtsbereich von 75–20 kDa verglichen mit den Kontrollen eine deutlich erhöhte Tyrosinnitrierung individueller Proteine in der Gruppe der Zirrhosepatienten mit HE, aber nicht bei Zirrhosepatienten ohne HE (siehe Abbildung 11B).

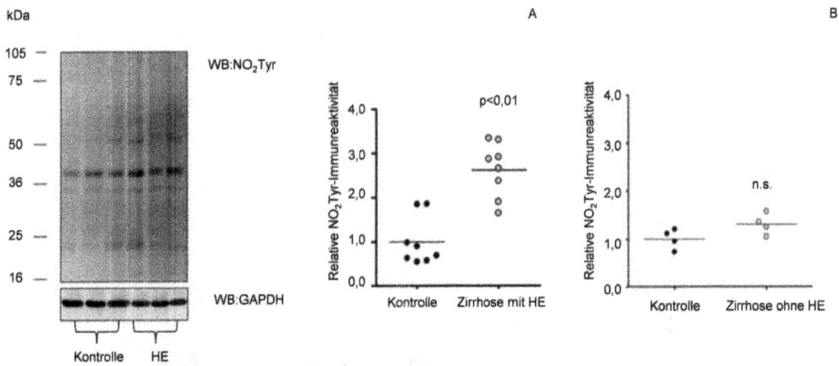

Abb. 11: Nachweis tyrosinnitrierter Proteine in humanen Hirnproben.

Humane Hirnproben wurden mit Hilfe eines gegen Nitrotyrosin gerichteten Antikörpers im Western-Blot auf Proteintyrosinnitrierung untersucht. Der Nachweis der GAPDH diente als Beladungskontrolle. Die prominente Anti-NO2Tyr-immunreaktive Bande zwischen 36 kDa und 50 kDa wurde für die densitometrische Analyse verwendet und auf die GAPDH-Expression normiert. Repräsentativer Western-Blot von 3 Kontrollpatienten und 3 Patienten mit Leberzirrhose und HE aus europäischer Patientengruppe und die densitometrische Analyse von allen Kontrollpatienten und Patienten mit Leberzirrhose und HE aus europäischer Patientengruppe (A) (n = 8). Die Kontrollpatienten und Patienten mit Leberzirrhose ohne HE aus australischer Patientengruppe wurden auf Proteintyrosinnitrierung mittels Western-Blot-Analyse untersucht und die Blots anschließend densitometrisch quantifiziert (B) (n = 4). Quelle: Görg et al., 2010.

Gleichzeitig wurde in der Patientengruppe der Leberzirrhotiker mit HE gegenüber der Kontrollpatientengruppe ein vergleichbares GS-Proteinexpressionsniveau (siehe Abbildung 12A) bei signifikant verringerter enzymatischer Aktivität der GS (siehe Abbildung 12B) gemessen. Keine signifikant verminderte GS-Aktivität war hingegen in der Gruppe der Leberzirrhotiker ohne HE nachweisbar.

Zur Überprüfung, ob die Glutaminsynthetase in der Gruppe der Zirrhosepatienten mit HE gegenüber den Kontrollen verstärkt tyrosinnitriert ist, wurden Immunpräzipitationsexperimente durchgeführt. Wie in Abbildung 12C erkennbar ist, war ein signifikant höherer Anteil an nitrierter GS in der Patientengruppe mit HE verglichen mit den Kontrollpatienten ohne Lebererkrankung oder den Patienten mit Leberzirrhose ohne HE zu finden.

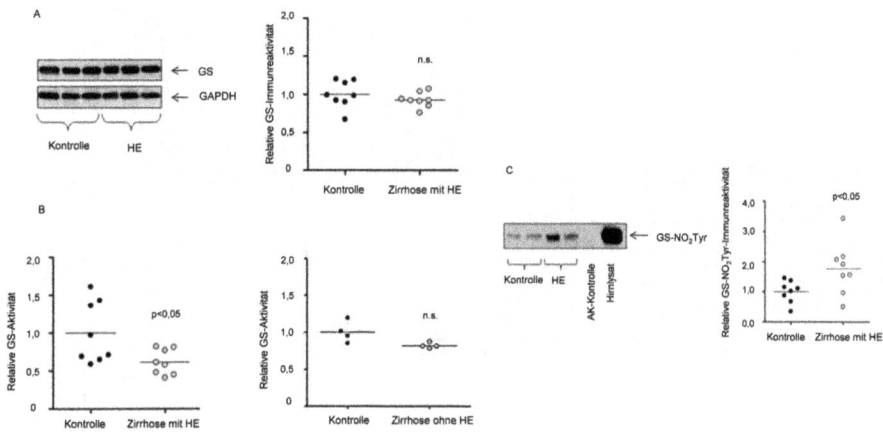

Abb. 12: Expressionsniveau, Aktivität und Tyrosinnitrierung der Glutaminsynthetase in humanen post mortem Hirnproben.

Das Expressionsniveau der Glutaminsynthetase wurde mittels Western-Blot überprüft und densitometrisch quantifiziert und die Beladung des Gels mittels GAPDH kontrolliert. Repräsentativer Western-Blot von 3 Kontrollpatienten und 3 Patienten mit Leberzirrhose und HE aus der europäischen Kohorte und die densitometirsche Analyse von der gesamten europäischen Patientengruppe (A) (n = 8). Erfassung der enzymatischen Aktivität der Glutaminsynthetase in Proteinlysaten von post mortem Hirnproben aus den europäischen (n = 8) und australischen (n = 4) Patientengruppen. Die mittlere Aktivität aller Kontrollen ist auf 1 normiert und die Aktivität in der Gruppe der Leberzirrhosepatienten mit oder ohne HE relativ dazu angegeben (B). Nachweis der GS-Immunreaktivität mittels Western-Blot in den Immunpräzipitaten tyrosinnitrierter Proteine aus Hirnproteinlysaten von Kontroll- und HE-Patienten. Densitometrische Analyse der anti-GS Immunreaktivität und statistische Auswertung (C) (n = 8). Quelle: Görg et al., 2010.

4.2   RNA-Oxidation

4.2.1   Einfluss von Ammoniak auf die Oxidation von RNA in kultivierten Ratten-astrozyten

Die oxidierte RNA wurde in kultivierten Astrozyten mittels Northwestern- und Slot-Blot-Analyse, wie in „Material und Methoden" beschrieben, untersucht. Wie in Abbildung 13 gezeigt, steigert die Behandlung kultivierter Astrozyten mit NH4Cl nach 6 h den Anteil oxidierter RNA bereits ab einer Konzentration von 0,5 mmol/L NH4Cl. Die Northwestern-Blot-Analyse zeigte eine verstärkte RNA-Oxidation im Molekulargewichtsbereich der 28S und 18S RNA.

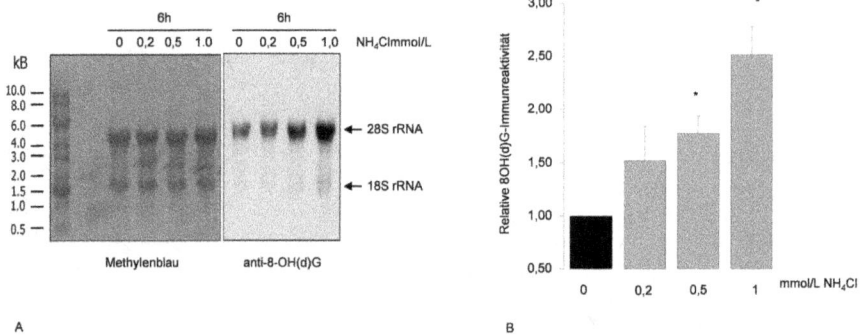

Abb. 13: Konzentrationsabhängigkeit der Ammoniak-vermittelten RNA-Oxidation in kultivierten Rattenastrozyten.

Astrozyten wurden mit unterschiedlichen NH4Cl-Konzentrationen für 6 h behandelt, die Gesamt-RNA präpariert, und oxidierte RNA mittels Northwestern-Blot-Analyse unter Verwendung des anti-8-OH(d) G-Antikörpers nachgewiesen (A). Die Beladung wurde durch das Anfärben der Membran mit Methylenblau kontrolliert. (B) Densitometrische Analyse und statistische Auswertung der im Northwestern-Blot nachgewiesenen 28S 8-OH(d)G-Immunreaktivität. Die Kontrolle wurde gleich eins gesetzt und der relative Anstieg der 8-OH(d)G-Immunreaktivität in den Ammoniak-belasteten Proben als Vielfaches hiervon ausgedrückt. Ab einer Ammoniakkonzentration von 0,5 mmol/L wurde ein statistisch signifikanter Anstieg der 8-OH(d)G-Immunreaktivität beobachtet. *: statistisch signifikant (p ≤ 0,05) n = 3. Quelle: Görg et al., 2008.

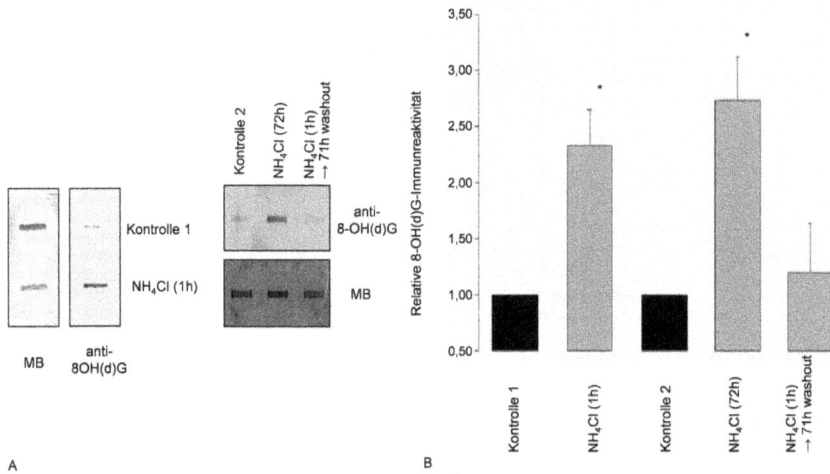

Abb. 14: Zeitabhängigkeit und Reversibilität der NH4Cl-vermittelten RNA-Oxidation in kultivierten Rattenastrozyten.

Astrozyten wurden für die angegebene Zeitdauer mit Ammoniak behandelt oder blieben unbehandelt. Wo angegeben wurden Astrozyten für 1 h mit NH4Cl (5 mM) stimuliert und nachfolgend unter ammoniakfreien Bedingungen für weitere 71 h kultiviert. Die aufgereinigte RNA wurde auf eine Nitrozellulosemembran geslottet und mit Hilfe des anti-8-OH(d)G-Antikörpers detektiert. (B) Densitometrische Auswertung und statistische Analyse der 8-OH(d)G-Immunreaktivität nach Slot-Blot-Analyse.*: statistisch signifikant $p \leq 0,05$. (n = 4). Quelle: Görg et al., 2008.

Die Zeitabhängigkeit und Persistenz der NH4Cl-vermittelten RNA-Oxidation wurde nachfolgend untersucht. Eine gegenüber der Kontrolle erhöhte 8-OH(d)G-Immunreaktivität wurde in NH4Cl-behandelten (5 mmol/L) Astrozyten bereits eine Stunde nach Stimulationsbeginn bis zu 72 h nach Behandlung mit Ammoniak nachgewiesen (siehe Abbildung 14). Die Reversibilität der RNA-Oxidation wurde an NH4Cl-behandelten (5 mmol/L) Astrozyten überprüft, bei denen der Ammoniak durch einen Kulturmediumwechsel 1 h nach Stimulation entfernt wurde, und nachfolgend die Zellen für weitere 71 h kultiviert wurden. Auch in den Kontrollen wurde das Nährmedium gewechselt. Die Oxidation von RNA wurde nachfolgend mittels Slot-Blot analysiert und densitometrisch quantifiziert. Wie in Abbildung 14 dargestellt, ist ein Rückgang der RNA-Oxidation nach Wechsel des Mediums gegenüber den für 72 h mit NH4Cl-behandelten Astrozyten erkennbar (siehe Abbildung 14).

Zur Validierung der Antikörperspezifität wurden nachfolgende Kontrollexperimente durchgeführt, bei denen der anti-8-OH(d)G-Antikörper mit freiem 8-OHG für 5 h bei 22 °C präinkubiert und hierdurch blockiert wurde. Anschließend wurde wie im Kapitel „Material und Methoden" beschrieben oxidierte RNA durch Slot-Blot-Analyse detektiert.

51

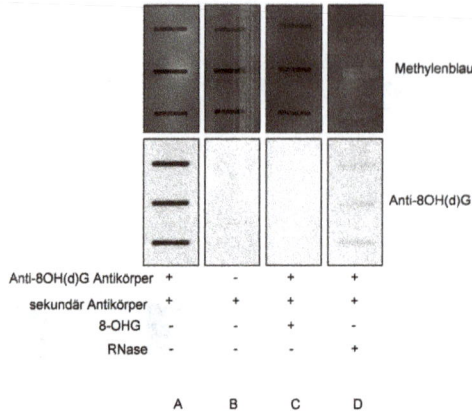

	A	B	C	D
				Methylenblau
				Anti-8OH(d)G
Anti-8OH(d)G Antikörper	+	-	+	+
sekundär Antikörper	+	+	+	+
8-OHG	-	-	+	-
RNase	-	-	-	+

Abb. 15: Validierung der anti-8-OH(d)G-Antikörperspezifität.

Astrozyten wurden mit NH4Cl (1 mmol/L) behandelt, RNA präpariert und für nachfolgende Experimente verwendet. (A) Nachweis der 8-OH(d)G-Immunreaktivität. (B) Inkubation der Nitrozellulosemembran ausschließlich mit HRPOD-gekoppeltem Sekundärantikörper. (C) Präabsorption des anti-8-OH(d)G-Antikörpers mit 8-OHG (23 ng/ml für 1 h bei 37 °C) bevor der so behandelte Antikörper für die nachfolgende Detektion verwendet wurde. (D) Verdau der RNA mit RNase A (10 mg/ml für 2 h bei 37 °C), bevor die Proben mittels Slot-Blot auf die Membran aufgetragen wurden. Quelle: Görg et al., 2008.

In weiteren Kontrollexperimenten wurde die RNA vor dem Auftragen mittels RNase A verdaut, oder die Membran ausschließlich nur mit dem Sekundärantikörper prozessiert. Wie in Abbildung 15 dargestellt, führte die Behandlung der RNA-Proben mit RNase A zu einer vollständigen Degradation der RNA, erkennbar durch die fehlende Methylenblaufärbung. Da Methylenblau generell Nukleinsäuren, und damit sowohl RNA als auch DNA anfärbt, deutet eine fehlende Methylenblaufärbung auf einen hohen Reinheitsgrad der verwendeten RNA-Präparationen hin. In weiteren Kontrollexperimenten konnte durch die alleinige Verwendung des Sekundärantikörpers keine Immunreaktivität detektiert werden. Diese Ergebnisse sprechen für eine spezifische Detektion oxidierter RNA.

Um den prozentualen Anteil oxidierter RNA in Ammoniak-behandelten Astrozyten zu quantifizieren, wurden RNA-Proben unbehandelter sowie NH4Cl-behandelter (1 mmol/L, 1 h) Astrozyten unter Verwendung des anti-8-OH(d)G-Antikörpers und der MACS-Protein-A/G-Beads inkubiert (siehe Kapitel „Material und Methoden"). Die durch den Antikörper und die paramagnetischen Beads markierte, oxidierte RNA wurde in einem magnetischen Feld zurückgehalten und der im Durchfluss verbleibende Anteil mit dem RNA-sensitiven Farbstoff Ribogreen quantifiziert. Wie in Abbildung 16 zu sehen ist, wird durch diesen Vorgang („8-OHG-Depletat" im Gegensatz zu unbehandelten Kontrollen ca. 7 % der gesamten RNA der NH4Cl-behandelten Astrozyten entfernt.

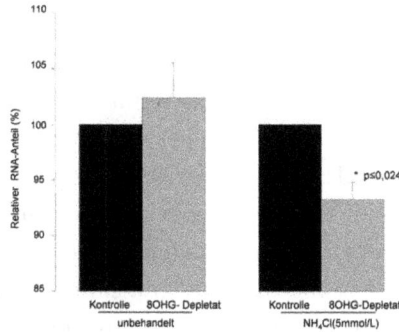

Abb. 16: Quantifizierung oxidierter RNA in Ammoniak-belasteten Astrozytenkulturen.

Gesamt-RNA wurde aus unbehandelten oder NH4Cl-behandelten (1 mmol/L, 1 h) Rattenastrozyten präpariert und der oxidierte Anteil unter Verwendung von Protein-A/G-Beads und des anti-8-OH(d)G-Antikörpers immunpräzipitiert. Der nicht präzipitierte Anteil wurde mit Ribogreen fluorimetrisch quantifiziert und als prozentualer Anteil der Gesamt-RNA-Menge berechnet.*: statistisch signifikant (n = 10). Quelle: Görg et al., 2008.

Die Integrität der Gesamt-RNA wurde mittels Kapillarektrophorese unter Verwendung eines Bioanalyzers (Agilent 2100) verifiziert. Bei dieser Methode wird RNA nach ihrem Molekulargewicht aufgetrennt, so dass für degradierte RNA charakteristische RNA-Fragmente sichtbar werden. In den hier durchgeführten Untersuchungen wurden unbehandelte und mit Ammoniak behandelte Astrozyten verwendet (siehe Abbildung 17). Zur Induktion einer RNA-Degradation wurde in vitro mit FeCl3 (1 µmol/L), Ascorbinsäure (10 µmol/L) und H2O2 (100 µmol/L) oder mit ONOO- (0,5 µmol/L) für 1 h behandelte RNA verwendet. Wie in Abbildung 17 erkennbar ist, wurde durch diese Behandlung eine Degradation der RNA herbeigeführt, durch die Behandlung kultivierter Rattenastrozyten mit NH4Cl (1 und 5 mmol/L, 1 h) hingegen nicht.

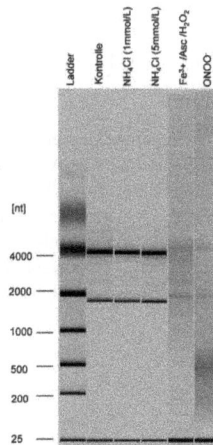

Abb. 17: RNA-Integrität in Ammoniak-behandelten kultivierten Rattenastrozyten.

Isolierte RNA wurde mittels Kapillarelektrophorese (Agilent 2100 Bioanalyzer) untersucht. Astrozyten wurden für eine Stunde mit 1 oder 5 mmol/L NH4Cl behandelt oder blieben unbehandelt. Als Positivkontrolle wurde RNA in vitro durch Behandlung mit FeCl3 (1 µmol/L)/ Ascorbat (10 µmol/L)/ H2O2 (100 µmol/L) oder ONOO- (0,5 mmol/L) für 1 Stunde bei 22 °C behandelt. Quelle: Görg et al., 2008.

4.2.2 Pharmakologische Charakterisierung der Ammoniak-induzierten RNA-Oxidation in kultivierten Rattenastrozyten

Die Ammoniak-induzierte Bildung reaktiver Stick- und Sauerstoffspezies ist mit einer Aktivierung von NMDA-Rezeptoren, einer Zunahme der intrazellulären Ca2+-Konzentration sowie einer Aktivierung der NADPH-Oxidase verbunden. Zur Charakterisierung des Einflusses dieser Faktoren auf die Ammoniak-vermittelte RNA-Oxidation wurden der NMDA-Rezeptor-Hemmstoff (MK-801), der Calcium-Chelator (BAPTA-AM), ein Polyphenolextrakt aus grünem Tee (Polyphenon60) und der NADPH-Oxidase-Inhibitor (Apocynin) eingesetzt. Abbildung 18 zeigt deutliche Hemmeffekte aller genannten Verbindungen, auf die Ammoniak-vermittelte RNA-Oxidation.

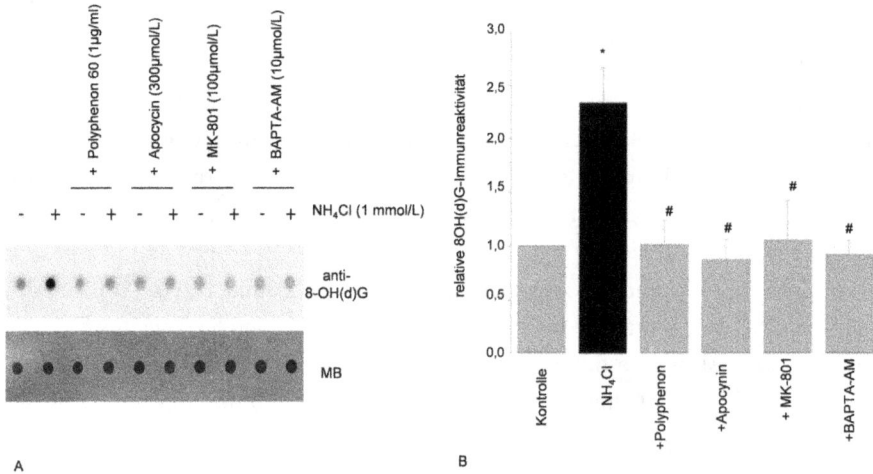

Abb. 18: Pharmakologische Charakterisierung der NH4Cl-vermittelten RNA-Oxidation in kultivierten Rattenastrozyten.

Kultivierte Rattenastrozyten wurden mit Polyphenon60 (1 µg/ml), Apocynin (300 µmol/L), MK-801 (100 µmol/L) und BAPTA-AM (10 µmol/L) für 30 min vorbehandelt oder blieben unbehandelt, bevor die Zellen mit NH4Cl (1 mmol/L) für eine Stunde behandelt wurden oder unbehandelt blieben. Nachfolgend wurde die aufgereinigte Gesamt-RNA auf Nitrozellulose geslottet, die 8-OH(d)G-Immunreaktivität gemessen und die Beladung mittels Methylenblau kontrolliert (A). Densitometrische Auswertung der 8-OH(d)G-Immunreaktivität (B). *: statistisch signifikant gegenüber den respektiven Kontrollen, #: statistisch signifikant p ≤ 0,05 gegenüber NH4Cl-behandelten Astrozyten (p ≤ 0,05) (n = 3). Quelle: Görg et al., 2008.

4.2.3 Identifizierung oxidierter RNA-Spezies in Ammoniak behandelten kultivierten Rattenastrozyten

Zur Identifizierung oxidierter RNA-Spezies wurden Immunpräzipitationsexperimente unter Verwendung eines anti-8-OH(d)G-Antikörpers durchgeführt. Aus Gesamt-RNA-Präparationen unbehandelter und NH4Cl-behandelter Rattenastrozyten wurde oxidierte RNA präzipitiert und die Präzipitate in cDNA umgeschrieben. In der nachfolgenden PCR-Analyse wurden Primer für die Detektion von 18S-rRNA, GLAST, GABAb-1R und β-Aktin verwendet. Wie in Abbildung 19 gezeigt, konnte in den anti-8-OHG-Immunpräzipitaten aus der RNA NH4Cl-behandelter Rattenastrozyten gegenüber Kontrollen eine deutlich höhere Menge an 18S-rRNA- und GLAST-Amplifikat nachgewiesen werden. Im Gegensatz dazu konnte weder die mRNA für GABAb-R1b oder β-Aktin in den anti-8-OHG-Immunpräzipitaten identifiziert werden. Die densitometrische Analyse zeigte gegenüber den Kontrollen eine signifikante, ca. 2,5–3-fach höhere Oxidation der 18S-rRNA und GLAST-mRNA in NH4Cl-behandelten Astrozyten.

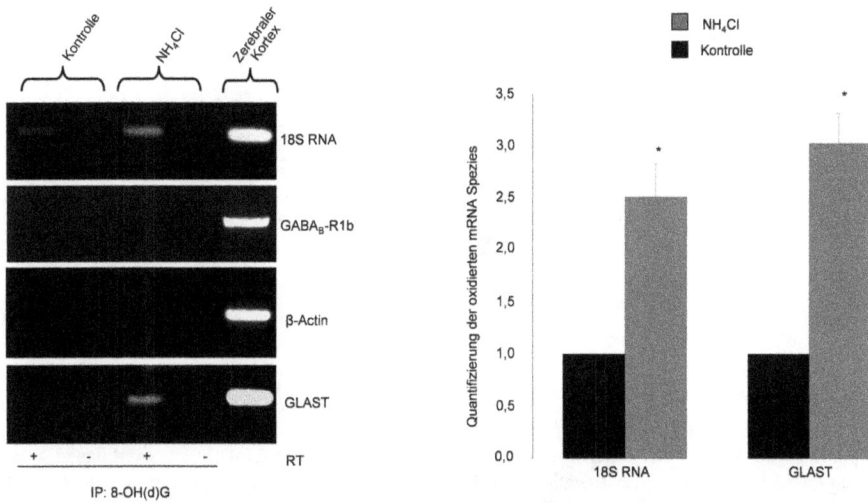

Abb. 19: Identifizierung oxidierter mRNA-Spezies in NH4Cl-behandelten Rattenastrozyten.

Astrozyten blieben unbehandelt oder wurden mit NH4Cl (1 mmol/L, 1 h) behandelt, bevor Gesamt-RNA isoliert und oxidierte RNA mit dem anti-8-OHG-Antikörper immunpräzipitiert und nachfolgend in cDNA umgeschrieben wurde. In diesen cDNA-Proben wurde dann unter Verwendung von 18S-, GABAb-R1b-, β-AKtin- und GLAST-mRNA spezifischen Primern eine RT-PCR durchgeführt. Die Amplifikate wurden auf Ethidiumbromid-haltiges Agarosegel aufgetragen und anschließend unter UV-Belichtung im Gel visualisiert (A), sowie die Signalintensität densitometrisch quantifiziert. Die Signalstärke in den NH4Cl-behandelten Proben ist relativ zu den entsprechenden Kontrollen angegeben.*: statistisch signifikant (B). Quelle: Görg et al., 2008.

4.2.4 Einfluss HE-relevanter Faktoren auf die RNA-Oxidation in kultivierten Astrozyten

Eine hypoosmotisch-induzierte Astrozytenschwellung wie auch die Behandlung kultivierter Astrozyten mit HE-relevanten Faktoren induziert die Bildung reaktiver Stick- und Sauerstoffspezies (Schliess et al., 2004; Görg et.al., 2003; 2006) Abbildung 20 zeigt, dass sowohl eine durch Hypoosmolarität herbeigeführte Astrozytenschwellung (205 mosmol/L, 2 h), wie auch das Benzodiazepin Diazepam (10 µmol/L, 6 h) sowie das inflammatorische Zytokin TNF-α (10 ng/ml, 6 h) einen signifikanten Anstieg oxidierter RNA um das 1,5–2-fache gegenüber normoosmotischen bzw. unbehandelten Kontrollen induziert.

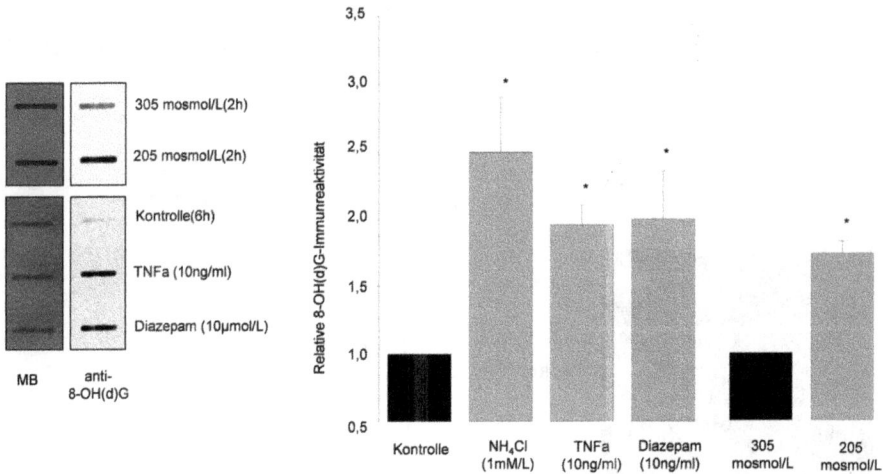

Abb. 20: Einfluss HE-relevanter Faktoren auf die RNA-Oxidation in kultivierten Rattenastrozyten.

Astrozyten wurden mit TNF-α (10 ng/ml) oder Diazepam (10 µmol/L) für 6 h behandelt, oder für 2 h in hypo- (205 mosmol/L) bzw. normo-osmolarem (305 mosmol/L) Medium inkubiert. Nachfolgend wurde Gesamt-RNA isoliert und auf Nitrozellulosemembran mit einer Slot-Blot-Apparatur aufgebracht (A). (B) Densitometrische Analyse der anti-8-OH(d)G-Immunreaktivität.*: statistisch signifikant gegenüber den entsprechenden Kontrollen (p ≤ 0,05). Quelle: Görg et al., 2008.

4.2.5 Nachweis und Charakterisierung zerebraler RNA-Oxidation in Ammonium-azetat-behandelten Ratten

Mit Hilfe von Northwestern- und Slot-Blot-Analysen wurde oxidierte RNA in RNA-Präparationen aus dem zerebralen Kortex von Ammoniumazetat (4,5 mmol/kg KG i.p.)-belasteten Ratten untersucht. Wie in Abbildung 21 zu sehen, zeigen mit NH4A-zetatbehandelte Ratten gegenüber den NaCl (0,9 %, Kontrolle)-behandelten Kontrollen eine ca. 2-fach höhere RNA-Oxidation 6 h nach intraperitonealer Verabreichung. Erhöhte RNA-Oxidationslevel waren 24 h, aber nicht 72 h nach Verabreichung von NH4Azetat nachweisbar. Diese Ergebnisse sprechen für eine transiente Erhöhung der RNA-Oxidation im zerebralen Kortex von NH4Azetat-belasteten Ratten.

Die Verabreichung von NH4Azetat induzierte in Tieren, die für 30 min mit NH4Az behandelt wurden, eine ausgeprägte Hyperammonämie. Während der Ammoniakspiegel nach 6 h immer noch signifikant, aber nur leicht gegenüber der Kontrolle erhöht war, fiel er bei 24 h und 72 h zurück auf das Kontrollniveau (siehe Abbildung 21).

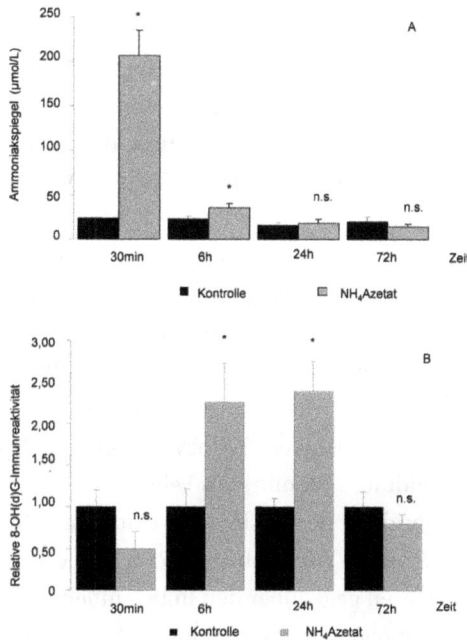

Abb. 21: Blutammoniakspiegel und zerebrale RNA-Oxidation in Ammoniumazetat-belasteten Ratten.

Wister-Ratten wurde entweder NaCl(0,9%) oder Ammoniumazetat(4,5 mmol/kg KG) intraperitoneal injiziert. Zu den angegebenen Zeitpunkten wurden die Tiere getötet, der Ammoniakgehalt im Blut bestimmt (A) und die zerebrale RNA-Oxidation mittels Slot-Blot-Analyse untersucht und densitometrisch quantifiziert (B). Quelle: Görg et al., 2008.

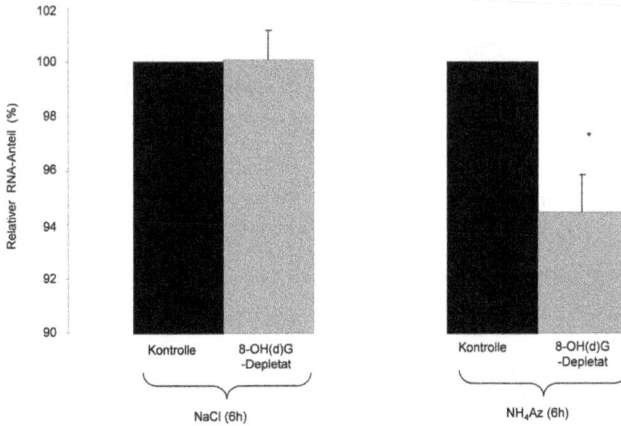

Abb. 22: Anteil oxidierter RNA an aus dem Rattenhirn isolierten Gesamt-RNA.

Wistar-Ratten wurde entweder NaCl (0,9 %) oder Ammoniumazetat(4,5 mmol/kg KG) intraperitoneal appliziert. RNA wurde aus dem zerebralen Kortex präpariert und oxidierte RNA durch die Verwendung eines anti-8-OH(d)G-Antikörpers, wie oben beschrieben, präzipitiert und die verbleibende RNA-Menge mittels Ribogreen fluorimetrisch quantifiziert und in Relation zur Ausgangsmenge angegeben*: statistisch signifikant ($p < 0,05$). Quelle: Görg et al., 2008.

Analog zu den im Kapitel 4.2.1 beschriebenen Experimenten wurde der Anteil oxidierter RNA im zerebralen Rattenkortex mittels Immundepletion oxidierter RNA quantifiziert. Wie in Abbildung 22 zu sehen, wurde durch „Entfernen" oxidierter RNA aus der Gesamt-RNA eine Reduktion des Gesamt-RNA Gehalts um 6 % der Ausgangsmenge herbeigeführt.

Zur Identifizierung der durch die RNA-Oxidation betroffenen Zelltypen wurden Immunofluoreszenzanalysen durchgeführt. Es zeigte sich eine intensive anti-8-OH(d)G-Färbung im Soma von Neuronen (siehe Abbildung 23A mittleres Feld). In einer Doppelfärbung, bei der zusätzlich zum anti-8-OH(d)G-Antikörper auch ein anti-GFAP-Antikörper verwendet wurde, zeigte sich sowohl in perivaskulären, als auch in parenchymalen GFAP-positiven Astrozyten eine deutlich erhöhte 8-OH(d)G-Immunreaktivität (Abbildung 23A mittleres Feld).

Zur Überprüfung der Spezifität des Nachweises oxidierter RNA wurden die Hirnschnitte mit RNase A 10 mg/ml für 12 h bei 37 °C vorbehandelt. Solchermaßen vorbehandelte Schnitte wiesen gegenüber den unbehandelten Schnitten keine anti-8-OH(d)G-Immunreaktivität mehr auf (Abbildung 23A unteres Feld).

Zur genaueren Lokalisierung wurden oxidierte RNA, MAP-2 und das RNA-Transportprotein NOVA-2 gleichzeitig angefärbt. Im Vergleich zu kontrollbehandelten Ratten (NaCl, 0.9 %) zeigte sich 6 h nach Verabreichung von Ammoniumazetat ein deutlicher Anstieg oxidierter RNA in MAP-2-positiven Dendriten, oxidierte RNA kolokalisierte zudem mit NOVA-2. In nachfolgenden Immunfluoreszenzanalysen wurde der Synapsenmarker PSD-95 gemeinsam mit oxidierter RNA und MAP-2 angefärbt (siehe Abbildung 23B). Die Abbildung 23C zeigt eine enge räumliche Assoziation oxidierter RNA mit PSD-95-positiven Synapsen in zerebrokortikalen Dendriten NH4Azetat-belasteter Ratten.

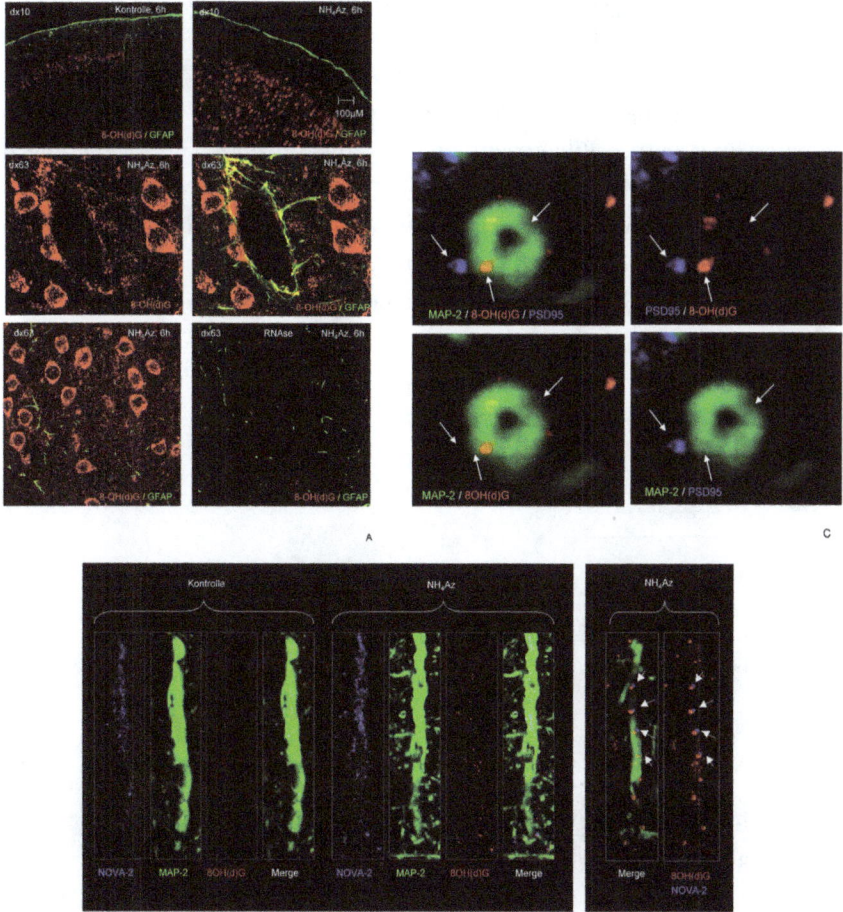

Abb. 23: Nachweis der RNA-Oxidation bei akuter Hyperammonämie im Rattengehirn in vivo.

Doppelfärbung von anti-8-OH(d)G (rot) und dem Astrozytenmarker GFAP (grün). Oberes Feld: Übersichtsaufname des zerebralen Kortexes. Mittleres Feld: Lokalisation der RNA-Oxidation in perivaskulären Astrozyten und in neuronalen Somata. Unteres Feld: Überprüfung der Nachweisspezifität des anti-8-OH(d)G-Antikörpers (rot) im Hirnschnitt nach RNase A-Verdau (1 mg/ml 37 °C für 12 h) (A). Tripelfärbung oxidierter RNA (rot) mit dem neuronalem Marker MAP-2 (grün) und dem RNA-Transportprotein NOVA-2 (blau) (B). Neuronaler Dendrit: Kofärbung oxidierten RNA (rot) mit dem neuronalen Marker MAP-2 (grün) und dem Synapsenmarker PSD-95 (blau) (C). Quelle: Görg et al., 2008.

4.2.6 Nachweis oxidierter RNA und Identifizierung oxidierter RNA-Spezies in NH4Cl-behandelten vitalen Maushirnschnitten

Vitale Maushirnschnitte wurden mit NH4Cl (5 mmol/L, 6 h) behandelt und oxidierte RNA wurde mittels Slot- und Northwesternblot-Analyse nachgewiesen und quantifiziert. Wie in Abbildung 24 erkennbar ist, induziert die Behandlung vitaler Maushirnschnitte mit NH4Cl (5 mmol/L) nach 6 h eine deutliche Zunahme oxidierter RNA gegenüber unbehandelten Kontrollen (siehe Abbildung 24A). Zur Quantifizierung und Validierung dieses Effektes wurde oxidierte RNA aus Gesamt-RNA-Präparation solchermaßen behandelter Schnitte mit dem anti-8-OH(d)G-Antikörper präzipitiert und mittels Ribogreenfluoreszenz quantifiziert. Zur Validierung der Spezifität der anti-8-OH(d)G-Immunpräzipitation wurde der Antikörper entweder blockiert oder die RNA vor Präzipitation verdaut. Wie in Abbildung 24B erkennbar ist, verhindert sowohl eine Blockierung des Antikörpers mit freiem 8-OHG als auch eine Degradation der RNA mit RNAse A die Präzipitation vollständig.

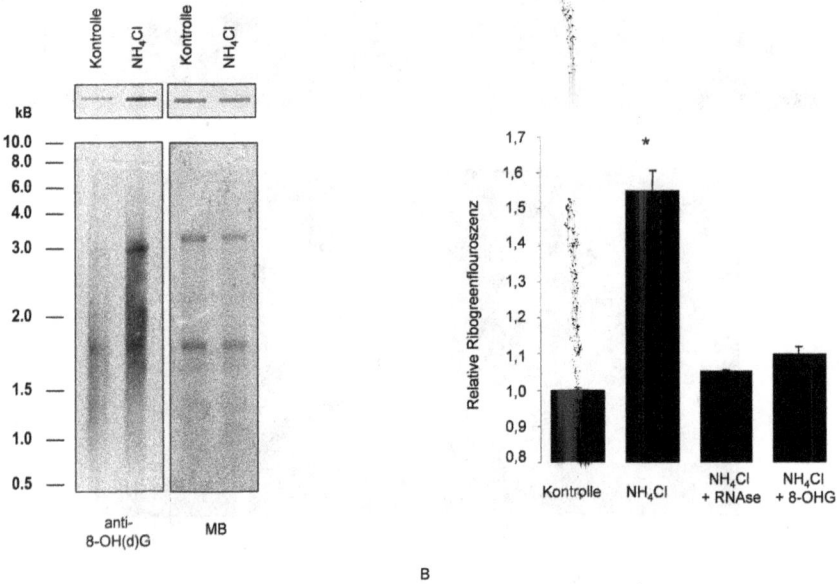

Abb. 24: Nachweis oxidierter RNA in Ammoniak-behandelten vitalen Hirnschnitten.

Vitale Mausschnitte wurden mit NH4Cl (5 mmol/L, 6 h) behandelt und nachfolgend oxidierte RNA in der Gesamt-RNA-Präparation mittels Slot- und Northwestern-Blot untersucht. Die Beladung der Membran wurde mittels Methylenblau (MB) überprüft (A). Immunpräzipitation oxidierter RNA und fluorimetrische Quantifizierung der RNA-Konzentration in den Präzipitaten mittels Ribogreen (B).*: statistisch signifikant ($p \leq 0{,}05$) Quelle. Görg et al., 2008.

In Analogie zu den aus der Zellkultur erhaltenen Befunden wurden in anti-8-OH(d)G-Immunpräzipitaten GLAST- und ß-Aktin-mRNA mittels RT-PCR nachgewiesen. Abbildung 25 zeigt in den anti-8-OH(d)G-Immunpräzipitaten NH4Cl-behandelter Hirnschnitte, dass GLAST-, nicht jedoch das ß-Aktin-Transkript verstärkt immun-präzipitiert wurde. Keine Amplifikation der GLAST-mRNA konnte hingegen in Prä-zipitaten nachgewiesen werden, in denen der anti-8-OH(d)G-Antikörper mit freiem 8-OHG blockiert wurde.

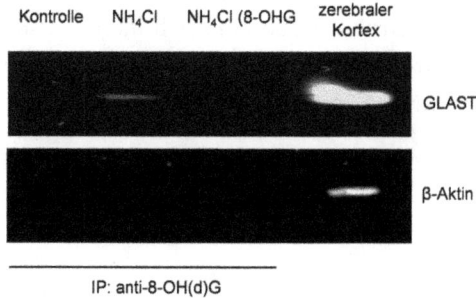

Abb. 25: Nachweis oxidierter mRNA-Spezies in anti-8-OH(d)G-Immunpräzipitaten von Ammoniak-be-handelten oder unbehandelten vitalen Mausschnitten.

Aus unbehandelter oder mit NH4Cl behandelten (5 mmol/L, 6 h) Maushirnschnitten wurde Gesamt-RNA isoliert und oxidierte RNA mittels anti-8-OH(d)G-Antikörper präzipitiert und nachfolgend für die Synthe-se von cDNA verwendet. Mittels RT-PCR wurden GLAST- und β-Aktin-Transkripte amplifiziert und deren PCR-Produkte mittels Ethidiumbromid im Agarose-Gel nachgewiesen. Zum Nachweis der Antikörperspe-zifität wurde der anti-8-OH(d)G-Antikörper mit freiem 8-OHG blockiert (n = 3). Quelle: Görg et al., 2008.

4.2.7 Wirkung von TNF-α auf die RNA-Oxidation im vitalen Maushirnschnitt

Der Nachweis des Einflusses von TNF-α auf die RNA-Oxidation in vitalen Maushirn-schnitten wurde mittels Slot-Blot-Analyse untersucht. Wie Abbildung 26 gezeigt, steigert TNF-α innerhalb von 6 h die Oxidation von RNA um das 2,5-fache, gegen-über unbehandelten Kontrollen. Eine verstärkte RNA-Oxidation konnte auch mit-tels Immunfluoreszenzanalyse in TNF-α (10 ng/ml, 6 h)-behandelten Hirnschnitten nachgewiesen werden (siehe Abbildung 27). Eine intensivere 8-OH(d)G-Immunre-aktivität im Vergleich zur Kontrolle fand sich hierbei insbesondere im Soma von MAP-2-positiven neuronalen Dendriten. Die Ergebnisse dieser Experimente bele-gen, dass TNF-α die RNA-Oxidation im vitalen Maushirnschnitt steigert.

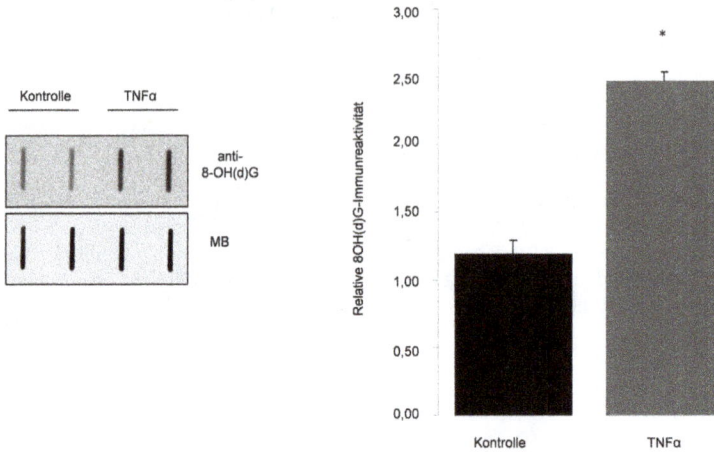

Abb. 26: Nachweis oxidierter RNA in TNF-α-behandelten vitalen Mausschnitten.

Vitale Maushirnschnitte wurden mit TNF-α (50 ng/ml, 6 h) behandelt oder blieben unbehandelt. Links: Gesamt-RNA wurde isoliert und oxidierte RNA mittels Slot-Blot-Analyse untersucht. Die Beladung der Membran wurde durch Methylenblaufärbung überprüft. Rechts: Densitometrie und statistische Auswer-tung der anti-8-OH(d)G-Immunreaktivität. *: statistisch signifikant ($p \leq 0.05$). Quelle: Görg et al., 2008.

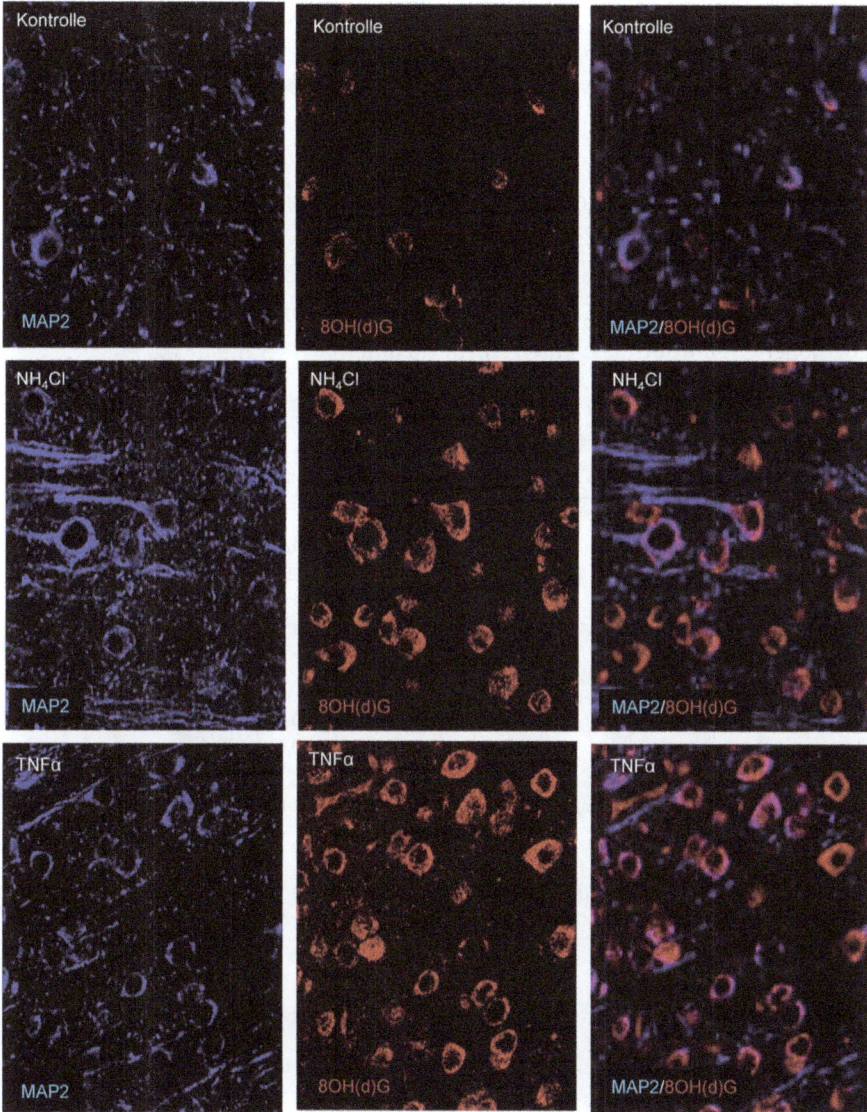

Abb. 27: Nachweis oxidierter RNA in Ammoniak- oder TNF-α behandelten vitalen Maushirnschnitten mittels Immunfluoreszenz.

Vitale Maushirnschnitte wurden mit NH4Cl (5 mmol/L) und TNF-α (50 ng/ml) behandelt, ober blieben unbehandelt. Die RNA-Oxidation wurde mittels Immunfluoreszenzanalyse untersucht. Die unbehandelten (oberes Feld) und mit NH4Cl- (mittleres Feld) oder TNF-α-behandelten (unteres Feld) Maushirnschnitte wurden einer Doppelfärbung mit anti-8-OH(d)G- (rot) und mit dem Neuronenmarker MAP-2-Antikörper (blau) unterzogen. Quelle: Görg et al., 2008.

4.2.8 Nachweis oxidierter RNA im Rattenhirn nach Portalvenenligatur

Oxidierte RNA wurde in einem etablierten Tiermodell für chronische HE analysiert, bei der eine chronische Hyperammonämie durch partielle Portalvenenligatur herbeigeführt wird. Kontrolltiere wurden scheinoperiert. 2 Wochen nach Ligatur der Portalvene wurden die Tiere durch Pentobarbitalnarkose getötet und die Gefäße der Tiere durch transkardiale Perfusion mit physiologischer Kochsalzlösung von Blut befreit und RNA aus dem zerebralen Kortex für die Northwestern-Blot-Analyse isoliert. Wie in Abbildung 28 gezeigt, induzierte die Portalvenenligatur gegenüber scheinoperierten Kontrollen einen Anstieg oxidierter RNA um das 1,5-fache.

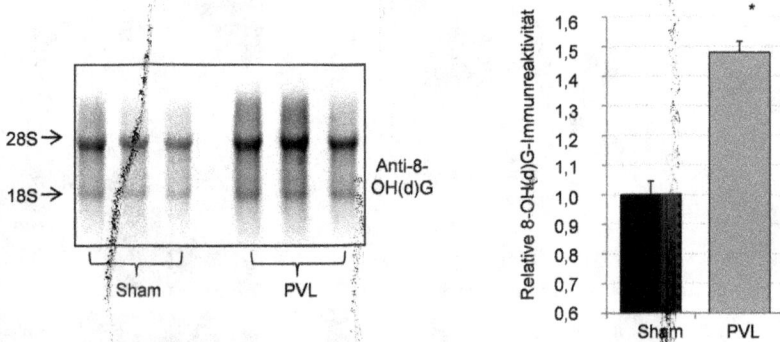

Abb. 28: Nachweis oxidierter RNA im Rattenkortex nach Portalvenenligatur.

Gesamt-RNA wurde aus dem zerebralen Rattenkortex scheinoperierter Ratten (Sham) oder nach partieller Portalvenenligatur (PVL) isoliert und oxidierte RNA mittels Northwestern-Blot-Analyse nachgewiesen und densitometrisch quantifiziert (n = 4). Quelle: Brück et al., 2011.

4.2.9 Nachweis oxidierter RNA in humanen post mortem Hirnproben

Oxidierte RNA wurde in humanen post mortem Hirnproben gemessen. In diese Untersuchung wurden Proben von Patienten europäischer Herkunft (8 Patienten ohne Erkrankung der Leber oder des Gehirns, 8 Patienten mit Leberzirrhose und HE) und australischer Herkunft (4 Patienten ohne Erkrankung der Leber oder Gehirns, 4 Patienten mit Leberzirrhose ohne HE) eingeschlossen. Detaillierte Patienteninformationen sind den Tabellen 2 und 3 im Kapitel „Material und Methoden" zu entnehmen. Aus dem Patientenmaterial wurde die Gesamt-RNA mit Hilfe des RNeasy-Kits, wie im Kapitel „Material und Methoden" beschrieben isoliert und mittels Northwestern-Blot analysiert. Wie in Abbildung 29 gezeigt, ist eine signifikant erhöhte Oxidation von RNA in der Gruppe der Leberzirrhosepatienten mit HE gegenüber den Kontrollen nachweisbar. Keine verstärkte RNA-Oxidation gegenüber Kontrollen wurde hingegen in den RNA-Proben von Zirrhosepatienten ohne HE nachgewiesen.

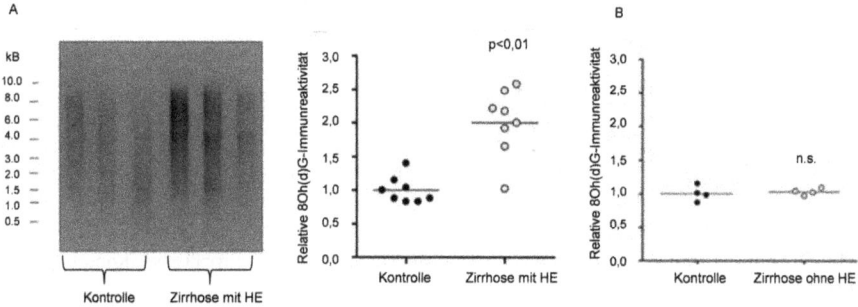

Abb. 29: Nachweis oxidierter RNA in humanen post mortem Hirnproben.

Gesamt-RNA wurde aus post mortem Hirnproben isoliert und oxidierte RNA mittels Northwestern-Blot nachgewiesen. Repräsentativer Northwestern-Blot von 3 Kontrollpatienten und 3 Patienten mit Leberzirrhose und HE aus europäischer Patientengruppe und die densotometrische Analyse von allen Kontrollpatienten und Patienten mit Leberzirrhose und HE aus europäischer Patientengruppe (A) (n = 8). Die Kontrollpatienten und Patienten mit Leberzirrhose ohne HE aus australischer Patientengruppe wurden auf zerebrale RNA-Oxidation mittels Northwestern-Analyse untersucht und anschließend densitometrisch quantifiziert (B) (n = 4). Quelle: Görg et al., 2010.

Die Korrelation von Serumnatriumspiegeln und zerebraler RNA-Oxidation wurde in der Regressionsanalyse ermittelt. Hierfür wurden die verfügbaren Laborwerte (7 HE-Patienten aus der europäischen Kohorte) verwendet, die innerhalb von 24 h vor dem Eintritt des Todes bestimmt wurden. In der Regressionsanalyse wurde der Serumnatriumspiegel zusammen mit der korrespondierenden RNA-Oxidation analysiert. Die Abbildung 30 zeigt eine signifikante negative Korrelation zwischen dem Serumnatriumspiegel und der RNA-Oxidation (r = 0,87; p < 0,03; n = 6).

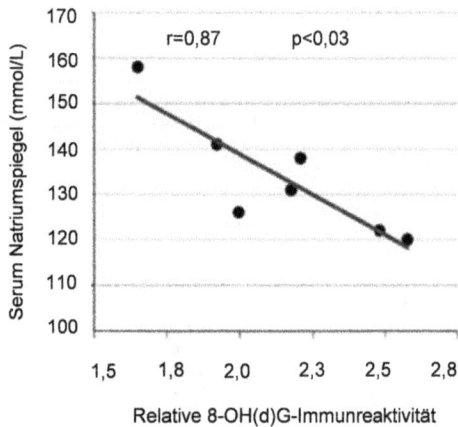

Abb. 30: Korrelation von Serumnatriumkonzentrationen und zerebralen RNA-Oxidationsleveln.

Die Laborparameter stammen von 7 Patienten der 8 HE-Patienten aus der europäischen Kohorte. Quelle: Görg et al., 2010.

4.2.10 Nachweis von zerebralem oxidativem Stress in der leberspezifischen GS-Knockout-Mauslinie

Kürzlich gelang es in der Arbeitsgruppe von Professor Dieter Häussinger ein Maus-model zu etablieren, bei dem spezifisch in der Leber die Glutaminsynthetase ausge-schaltet ist. Hierfür wurde das Glutaminsynthetasegen mit lox-P-Sequenzen in der DNA flankiert und eine unter Albuminpromoterkontrolle exprimierte Cre-Rekombi-nase in das Genom eingebracht. In der Leber wird die Glutaminsynthetase exklusiv in einer kleinen perivenös-gelegenen Hepatozytensubpopulation exprimiert, den sogenannten „Scavenger-Zellen" (Häussinger 1983; Häussinger and Gerok 1984; Häussinger et al., 1985). Der Knockout der Glutaminsynthetase in der Leber ist in dieser Maus mit der Ausbildung einer Hyperammonämie assoziiert. Diese Mausli-nie wurde im Rahmen dieser Arbeit auf die Entstehung von zerebralem oxidativem Stress untersucht. In der vorliegenden Arbeit wird nur ein Teil, der erhobenen Da-ten präsentiert. Die Abbildung 31 stellt exemplarisch die Daten aus Northwestern- und Western-Blot-Analysen dar. Wie aus dieser Abbildung zu entnehmen ist, zeigte der leberspezifische Glutaminsynthetase-Knockout gegenüber dem Wildtyp eine signifikant höhere Proteintyrosinnitrierung (siehe Abbildung 31A) und 8OH(d)G-Immunreaktivität (siehe Abbildung 31B) im Hippocampus, Zerebellum und im so-matosensorischen Kortex.

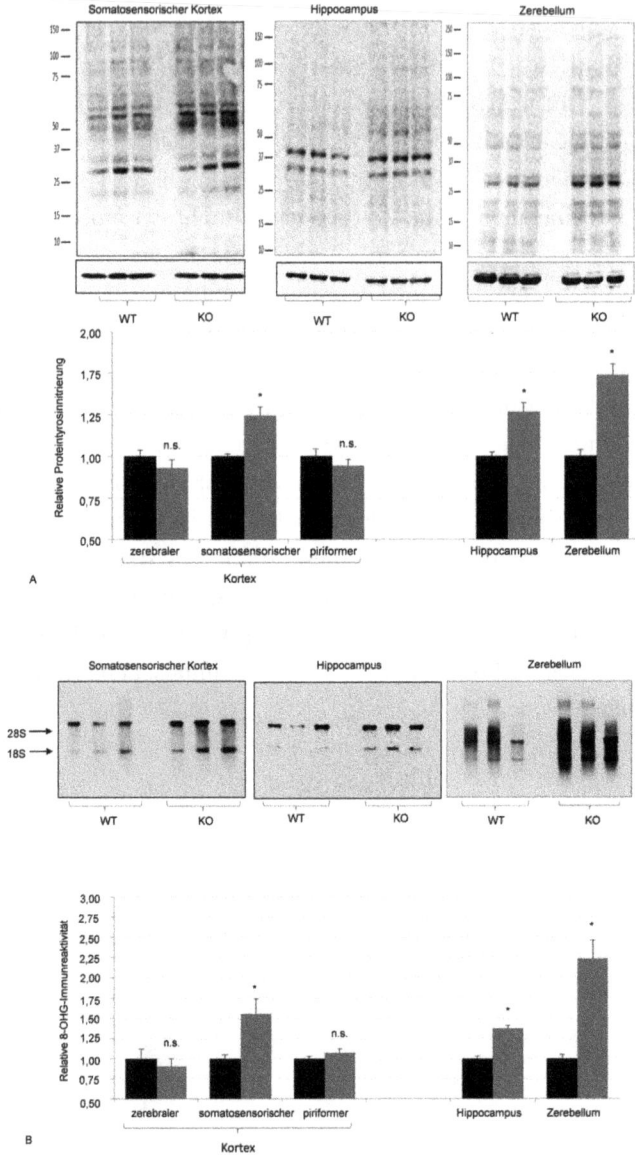

Abb. 31: Nachweis von oxidativen Stressmarkern in den unterschiedlichen Hirnregionen der leberspezifischen Glutaminsynthetase-Knockout-Mauslinie.

Die unterschiedlichen Hirnregionen wurden den 6-Wochen-alten Mäusen entnommen nachdem sie mittels Pentobarbitalnarkose getötet wurden. Das gewonnene Material wurde für die Western-Blot- (A) und Northwestern-Blot-Analyse (B) verwendet. Die anti-NO2Tyr- und 8OH(d)G-Immunreaktivität der Blots wurde densitometrisch analysiert und statistisch ausgewertet (für die Western-Blot-Analyse WT n = 6, KO n = 9, für die Northwesten-Blot-Analyse WT n = 6 und KO n = 9). Quelle: Qvartskhava et al., 2015.

5   Diskussion

Vorangegangene Arbeiten aus der Arbeitsgruppe von Professor Häussinger (Schliess et al., 2002; Häussinger et al., 2006) sowie weiterer internationaler Forschergruppen (Jayakumar et al., 2006; Rama Rao et al., 2005; Norenberg et al., 2004) belegen übereinstimmend an Astrozytenzellkulturen und Tiermodellen zur HE, dass die Pathophysiologie der hepatischen Enzephalopathie (HE) eng mit der Bildung von osmotischem und oxidativem Stress vergesellschaftet ist.

In der vorliegenden Arbeit wurden mit oxidativem Stress assoziierte posttranslationale Protein- und posttranskriptionale Nukleinsäure-Modifikationen untersucht und deren Bedeutung für die Pathogenese der hepatischen Enzephalopathie überprüft.

Im ersten Teil der vorliegenden Arbeit wurden die Konsequenzen der Tyrosin-nitrierung der Glutaminsynthetase, die in vorangegangenen Arbeiten (Schliess et al., 2002 und Görg et al., 2003; 2005) an Ammoniak-behandelten kultivierten Rattenastrozyten und in HE-Tiermodellen erstmalig beschrieben wurde, für deren enzymatische Aktivität und proteasomale Degradation in in vitro Experimenten untersucht und deren klinische Relevanz unter Verwendung von humanem post mortem Hirnmaterial überprüft.

In einem zweiten Abschnitt der Arbeit wurde untersucht, ob die durch Ammoniak- und weitere HE-relevante Faktoren-vermittelte oxidativ/nitrosative Stressantwort mit der Oxidation von RNA als eine neue für die Pathogenese der HE funktionale Konsequenz vergesellschaftet ist. Hierfür wurden die Kinetik, die Reversibilität, die der RNA-Oxidation zugrundeliegenden molekularen Mechanismen, die zelluläre Lokalisation, die Selektivität der von einer Oxidation betroffener RNA-Spezies untersucht und die in vivo Relevanz der aus Zellkulturen-erhaltenen Befunde an Tiermodellen zur HE und an post mortem Hirnbiopsieproben überprüft.

5.1 Proteintyrosinnitrierung der Glutaminsynthetase

Die Tyrosinnitrierung (PTN) ist eine durch nitrosativen Stress herbeigeführte posttranslationale Proteinmodifikation, die einen Einfluss auf die Funktionalität betroffener Proteine haben kann (Barbosa de Oliveira et al., 2002). Sie kann ohne Einfluss auf die Funktion bleiben, oder die Aktivität bzw. Funktionalität betroffener Proteine sowohl steigern, als auch verringern (Ischiropolous et al., 2008). So konnte z.B. gezeigt werden, dass eine PTN der Superoxiddismutase vom Typ 1 deren Aktivität inhibiert und dies assoziiert ist mit einem Verlust der Resistenz gegenüber oxidativem Stress bei familiärer amyotropher Lateralsklerose (Beckman et al., 1993). Eine Proteintyrosinnitrierung kann die betroffenen Proteine aber auch für den proteasomalen Abbau durch das 20S Proteasom prädisponieren (Grune et al., 1998).

Bei hepatischer Enzephalopathie wurden an Astrozytenzellkulturen und/oder in Tierexperimentalsystemen zur HE eine Tyrosinnitrierung des peripheren Benzodiazepinrezeptors (PBR), der Glutaminsynthetase (GS), der Glycerinaldehyd-3-phosphat-Dehydrogenase (GAPDH), der „extracellular-signal regulated kinase" (Erk)-1 (Schliess et al., 2002) sowie des Na-K-Cl-Kotransporters (NKCC1) (Jayakumar et al., 2008) gezeigt. Während die Tyrosinnitrierung der GAPDH mit einer verstärkten proteasomalen Degradation einhergeht (Buchzyk et al., 2003), bewirkt die PTN des NKCC1 eine Aktivierung wie sie auch durch Phosphorylierung des NKCC1 herbeigeführt wird (Jayakumar et al., 2008).

Obwohl die Tyrosinnitrierung der GS mit einem Aktivitätsverlust in Ammoniakbehandelten Astrozyten assoziiert ist (Schliess et al., 2002) und an mit Peroxynitritbehandelter isolierter Glutaminsynthetase gezeigt werden konnte, dass die Tyrosinnitrierung der GS in unmittelbarer Nähe zum aktiven Zentrum erfolgt (Görg et al., 2005), ist ein kausaler Zusammenhang zwischen Tyrosinnitrierung und dem Verlust der enzymatischen Aktivität bei der GS bislang nicht belegt worden und war Gegenstand der Untersuchungen der vorliegenden Arbeit.

In Übereinstimmung mit den an mit Ammoniak-belasteten Rattenastrozyten erhobenen Befunden von Schliess et al. (2002) und der Tyrosinnitrierung und enzymatischen Inaktivierung der GS in der Leber LPS-behandelter Ratten (Görg et al., 2005) konnte in der vorliegenden Arbeit gezeigt werden, dass die durch Peroxynitrit (ONOO-) in vitro herbeigeführte Nitrierung isolierter GS mit einem Aktivitätsverlust des Enzyms assoziiert ist (siehe Abbildung 5A). Sowohl die Nitrierung als auch der Aktivitätsverlust der GS korrelierten signifikant mit der verwendeten Peroxynitritkonzentration (siehe Abbildung 5B). Im Vergleich zur Behandlung isolierter GAPDH (Buchzyk et al., 2003), die in vitro erst unter Verwendung einer ONOO–Konzentration von 100–200 µmol/L tyrosinnitriert vorgefunden wurde, war eine

Tyrosinnitrierung und ein damit einhergehender Aktivitätsverlust der GS bereits durch eine ONOO–Konzentration von 5 µmol/L induzierbar (siehe Abbildung 5A). Dieser Befund lässt vermuten, dass die GS-Aktivität äußerst sensitiv gegenüber einer durch nitrosativen Stress induzierten Proteintyrosinnitrierung ist.

Die Behandlung der GS mit höheren ONOO–Konzentrationen (5 µmol/L) induzierte neben der PTN zusätzliche posttranslationale Proteinmodifikationen wie S-Nitrosylierung und Karbonylierung (siehe Abbildung 4). Eine Karbonylierung und Inaktivierung der GS wurde bereits im Gehirn von Alzheimertiermodellen (Carney et al., 1994; Hensley et al., 1994) und in post mortem Hirnproben von Alzheimerpatienten (Butterfield et al., 2005) nachgewiesen und der dort gefundene GS-Aktivitätsverlust als Folge der Karbonylierung diskutiert.

Die Bedeutung der Tyrosinnitrierung für den Aktivitätsabfall der GS konnte in Experimenten belegt werden, bei denen die durch 5 µmol/L ONOO–vermittelte PTN und der damit einhergehende Aktivitätsabfall der GS vollständig durch das Antioxidans und spezifisch die Tyrosinnitrierung von Proteinen hemmende (Schroeder et al., 2001) Flavonoid Epicatechin (EC) verhindert werden konnte (siehe Abbildung 7).

Die unter vergleichbaren experimentellen Bedingungen durchgeführte in vitro Behandlung isolierter GAPDH mit ONOO- bei Buchzyk et al. (2003) zeigte, dass die GAPDH im Vergleich zur Tyrosinnitrierung sensitiver ist gegenüber einer durch ONOO–vermittelten Karbonylierung und diese einen proteasomalen Abbau der GAPDH durch das 20S Proteasom vermittelt. In der vorliegenden Arbeit wurde gefunden, dass unter Verwendung eine ONOO–Konzentration, bei der ausschließlich eine Tyrosinnitrierung, aber keine Karbonylierung der GS induziert wird (5 µmol/L), und dass die Tyrosinnitrierung der GS keinen verstärkten Abbau durch das 20S Proteasom bewirkt (siehe Abbildung 10). Die zusätzliche Induktion einer S-Nitrosylierung und Karbonylierung der GS durch Verwendung einer höheren ONOO–Konzentration (50 µmol/L, siehe Abbildung 4) induzierte demgegenüber einen signifikanten Abbau der GS durch das 20S Proteasom (siehe Abbildung 10A). Dieses Ergebnis belegt übereinstimmend mit den Befunden von Buchzyk et al. (2003), dass die Karbonylierung eine posttranslationale Proteinmodifikation repräsentiert, die einen Abbau von oxidativ modifizierten Proteinen durch das 20S Proteasom vermitteln kann. Die Karbonylierung von Proteinen wurde in diesem Zusammenhang auch als irreversible oxidative Schädigung diskutiert, die einen Abbau der betroffenen Proteine zwingend erforderlich machen könnte (Levine et al., 2002).

Die Reversibilität der Tyrosinnitrierung von Proteinen ist bislang nur unzureichend untersucht worden. Dennoch gelang es einer Arbeitsgruppe zu zeigen, dass ein Ca2+-abhängiger und hitzelabiler Faktor in Milzproteinlysaten LPS-behandelter

Ratten die Anti-Nitrotyrosinimmunreaktivität von mit ONOO–nitriertem Albumin im Western-Blot vermindert (Kamisaki et al., 1998). Während ein Protein mit Denitraseaktivität bis heute nicht identifiziert werden konnte, gelang es mittlerweile mehreren unabhängigen Arbeitsgruppen die Existenz einer Denitraseaktivität in unterschiedlichen Zelltypen und Organen zu bestätigen (z.B. Deeb et al., 2013).

In der vorliegenden Arbeit wurde gefunden, dass die in vitro durch ONOO–vermittelte Tyrosinnitrierung der GS durch Behandlung mit Milzproteinlysaten, die aus LPS-behandelten Ratten gewonnen wurden, revertiert werden kann (siehe Abbildung 8 A–C). Dabei war die verringerte anti-Nitrotyrosinimmunreaktivität nicht Folge einer verstärkten Degradation der GS durch im Milzproteinlysat enthaltene Proteasen (siehe Abbildung 9 A–B). In Übereinstimmung mit Kamisaki et al. (1998) zeigt die vorliegende Arbeit, dass der im Milzproteinlysat enthaltende denitrierende Faktor hitzelabil ist und daher eine enzymatische Aktivität repräsentieren könnte (siehe Abbildung 8B). Kongruent zu der durch Tyrosinnitrierung vermittelten Glutaminsynthetaseinaktivierung ging die Revertierung der Tyrosinnitrierung in mit Milzproteinlysaten-behandelten Proben mit einer Normalisierung der GS-Aktivität einher (siehe Abbildung 8D). Dabei war die Normalisierung der GS-Aktivität nicht auf das Einbringen zusätzlicher Glutaminsynthetaseaktivität durch das Milzproteinlysat zurückzuführen (siehe Abbildung 9B).

Die Reversibilität der PTN der Glutaminsynthetase und der in dieser Arbeit erbrachte Nachweis einer Denitraseaktivität im Gehirn unbehandelter Ratten (Abbildung 9) lassen vermuten, dass die Nitrierung der GS einen gerichteten und damit ein regulatorischer Prozess auch im Gehirn darstellen könnte. Diese Spekulation wird gestützt von einer kürzlich erschienenen Arbeit, die eine reversible, denitraseabhängige Aktivitätswiederherstellung der durch Tyrosinnitrierung inaktivierten Cyclooxygenase-1 zeigt (Deeb et al., 2013). Die Autoren vermuten in diesem Zusammenhang einen Feedback-Mechanismus, über den einer COX-1-vermittelten Synthese pro-inflammatorisch wirkender Prostanoide durch oxidativen/nitrosativen Stress situationsabhängig und reversibel entgegengewirkt werden kann (Deeb et al., 2013).

Die hier an Astorzyten und in HE-Tiermodellen erstmalig gezeigte Tyrosinnitrierung der Glutaminsynthetase wurde inzwischen von weiteren Arbeitsgruppen anderer Fachrichtungen aufgegriffen und als Erklärungsansatz für die Pathogenese unterschiedlicher Erkrankungen herangezogen wie z.B. der beim Diabetes Mellitus auftretenden diabetischen Retinopathie, bei dem eine PTN der in Müllerzellen exprimierten Glutaminsynthetase in der Netzhaut beobachtet wurde (Zeng et al., 2010).

5.2 Zerebraler oxidativer/nitrosativer Stress und Nitrierung der Glutaminsynthetase bei Zirrhosepatienten mit hepatischer Enzephalopathie

In der vorliegenden Arbeit wurde an post mortem Hirnproben von Zirrhosepatienten mit hepatischer Enzephalopathie gegenüber Kontrollpatienten eine gesteigerte Tyrosinnitrierung individueller Proteine im zerebralen Kortex gezeigt. Diese Befunde belegen die pathophysiologische Relevanz der an mit Ammoniak-belasteten Astrozytenzellkulturen und im Hirn von HE-Tiermodellen in vorausgegangenen Arbeiten gezeigten Proteintyrosinnitrierung (Schliess et al., 2002; Jayakumar et al., 2008; Kosenko et al., 2003; Suárez et al., 2006). Im Gegensatz zu an kultivierten Rattenastrozyten und HE-Tiermodellen erhobenen Befunden, ging die erhöhte Proteintyrosinnitrierung im Gehirn von Zirrhosepatienten mit HE jedoch nicht mit einer gesteigerten Expression der induzierbaren NO-Synthase (iNOS) einher (Görg et al., 2010). Unter den tyrosinnitrierten Proteinen im Gehirn von Zirrhosepatienten mit HE wurde im Einklang mit vorausgegangenen an Zellkulturen und HE-Tiermodellen erhaltenen Befunden (Schliess et al., 2002) die Glutaminsynthetase identifiziert (siehe Abbildung 12A). In Einklang mit einer aktivitätshemmenden Wirkung der GS-Tyrosinnitrierung wurde eine verringerte GS-Aktivität im zerebralen Kortex von Zirrhosepatienten mit HE gefunden (Abbildung 12B). Da in der vorliegenden Arbeit eine S-Nitrosylierung und Karbonylierung der Glutaminsynthetase im Gehirn von Zirrhosepatienten mit HE nicht untersucht wurde, kann gegenwärtig nicht ausgeschlossen werden, dass die verringerte GS-Aktivität im Gehirn von Zirrhosepatienten mit HE auch durch diese posttranslationalen Proteinmodifikationen vermittelt wird.

5.3 Bedeutung der Glutaminsynthetasenitrierung für die Pathogenese der hepatischen Enzephalopathie

Zusammenfassend zeigen die Befunde der vorliegenden Dissertation, dass die Tyrosinnitrierung der GS einen regulatorischen Einfluss auf die Aktivität, aber nicht den Abbau der Glutaminsynthetase durch das 20S Proteasom ausübt und prinzipiell reversibel ist. Ungeklärt bleibt jedoch, ob eine Denitrierungsreaktion auch im Hirn in vivo erfolgt. Die Relevanz der Glutaminsynthetase-Tyrosinnitrierung für die Pathogenese der hepatischen Enzephalopathie wird gestützt durch Befunde der vorliegenden Dissertation, die eine verringerte Glutaminsynthetaseaktivität begleitet von einer gesteigerten Tyrosinnitrierung der GS in post mortem Hirnbiopsien von Zirrhosepatienten mit HE gegenüber Kontrollen belegt.

Obwohl die Proteintyrosinnitrierung als möglicher Angriffspunkt für eine therapeutische Intervention bei mit oxidativen/nitrosativen Stress assoziierten Erkrankungen diskutiert wird (Ali et al., 2008; Sennlaub et al., 2002), kann gegenwärtig die aus einer Tyrosinnitrierung der GS erwachsene Konsequenz für die Pathophysiologie der hepatischen Enzephalopathie noch nicht abschließend beurteilt werden (Häussinger and Görg 2010). Es kann vermutet werden, dass die Unterbindung der Glutaminakkumulation in Astrozyten die hiermit assoziierte Astrozytenschwellung abmildert und dadurch die Bildung eines geringgradigen Gliaödems abschwächt (Häussinger et al., 1994). Die Tyrosinnitrierung der GS könnte in diesem Zusammenhang als regulatorischer Mechanismus verstanden werden, der ähnlich agiert wie die Phosphorylierung von Proteinen (Monteiro et al., 2002), wodurch einer weiteren schwellungsinduzierenden Akkumulation von Glutamin entgegengewirkt werden könnte. Hierfür sprechen die Befunde der vorliegenden Promotionsarbeit, dass die PTN der GS durch eine putative enzymatische Aktivität (Denitrase), die auch im Gehirn vorhanden ist, entfernt werden kann. Andererseits kann nicht von der inaktivierten GS entgifteter Ammoniak auch eine erhöhte neurotoxische Wirkung entfalten (Hazell et al., 1999; Albrecht et al., 1999). Ob eine Hemmung der Nitrierung der Glutaminsynthetase durch Antioxidanten von therapeutischem Nutzen für die Pathogenese der HE sein könnte, ist daher gegenwärtig unklar. Hierbei muss außerdem berücksichtigt werden, dass eine anti-oxidative Therapie auch eine unspezifische Hemmung durch Oxidantien gesteuerter Signalwege, wie z.B. der reversiblen Inaktivierung von Phosphatasen bewirken könnte und in der Folge unkalkulierbare Nebeneffekte auf die Hirnfunktionen ausüben könnte.

5.4 Oxidation von RNA bei hepatischer Enzephalopathie

Die Bildung reaktiver Stick- und Sauerstoffspezies kann nicht nur posttranslational Proteine modifizieren, sondern posttranskriptionell auch RNA. Während verschiedene chemische Modifikationen an Basen und dem Zuckergerüst der RNA mittlerweile bekannt sind (Cooke et al., 2006; Evans et al., 2004) hat die Oxidation von Guanin zum 8-Oxoguanin (in der Literatur auch häufig als 8-Hydroxyguanin (8-OHG) bezeichnet) in jüngerer Zeit an Aufmerksamkeit gewonnen (Nunomura et al., 1999; Zhang et al., 1999). Der Schweregrad der zerebralen Dysfunktion und die Beeinträchtigung kognitiver Funktionen bei Morbus Alzheimer korrelieren auffallend stark mit dem Grad an zerebral oxidierter RNA (Nunomura et al., 2006). Gleichzeitig stellt die RNA-Oxidation ein in der Pathogenese der Erkrankung auffallend früh auftretendes Ereignis dar im Vergleich zur Karbonylierung oder Nitrierung von Proteinen (Levine et al., 2002; Duda et al., 2000). Da die Translation oxidierter RNA eine fehlerhafte Bildung von Proteinen mit beeinträchtigter Funktion bedingen, oder die Translationseffizienz verringern kann, wurde vermutet, dass oxidierte RNA der zerebralen Dysfunktion bei Morbus Alzheimer zugrunde liegen könnte (Nunomura et al., 2006). Tatsächlich gelang es die zerebrale Oxidation von mRNA-Spezies in Alzheimertiermodellen zu zeigen, deren Proteinprodukte in Zusammenhang mit der Erkrankung stehen (Shan et al., 2003).

In der vorliegenden Dissertation wurde untersucht, ob die hepatische Enzephalopathie mit einer verstärkten Oxidation von RNA bzw. der Bildung von 8-Oxoguanin assoziiert ist. Die Ergebnisse zeigen erstmalig, dass Ammoniak (siehe Abbildung 13) und weitere HE-relevante Faktoren wie Diazepam, TNF-α und eine durch Hypoosmolarität herbeigeführte Zellschwellung (sieh Abbildung 20) eine Oxidation von RNA in kultivierten Rattenastrozyten induziert. Diese an Kulturen erhobenen Befunde konnten an mit Ammoniak- und TNF-α-belasteten vitalen Maushirnschnitten (siehe Abbildung 24 und 26) und in HE-Tiermodellen (siehe Abbildung 28) reproduziert werden und belegen die in vivo Relevanz der an Astrozytenzellkulturen erhaltenen Befunde.

Die Bildung von oxidativem/nitrosativem Stress in mit Ammoniak behandelten kultivierten Astrozyten beruht auf einer NMDA-Rezeptoraktivierung und einer Erhöhung der intrazellulären Kalziumkonzentration, einer Stickstoffmonoxid NO-Synthase vermittelten Bildung von NO (Schliess et al., 2002) sowie der Aktivierung einer astrozytär exprimierten NADPH-Oxidase (Reinehr et al., 2007, Norenberg et al., 2009; Jayakumar et al., 2009, 2011). In Übereinstimmung mit diesen Arbeiten zeigten die Untersuchungen der vorliegenden Dissertation, dass die durch Ammoniak-vermittelte RNA-Oxidation auf einer NMDA-Rezeptoraktivierung, einer

Erhöhung der intrazellulären Kalziumkonzentration sowie einer Aktivierung der NADPH-Oxidase beruht (siehe Abbildung 18).

In vitro Experimente belegten, dass die RNA-Oxidation ein zeit- und konzentrationsabhängiger (siehe Abbildung 13 und 14) und nach Wegnahme des Stimulus in vitro (Abbildung 14) aber auch in vivo (Abbildung 21) reversibler Prozess ist. Da die neuropsychiatrische Symptomatik der HE ebenfalls prinzipiell reversibel ist (Hazell und Butterworth 1999) könnte die RNA-Oxidation einer Beeinträchtigung neuronaler Funktionen bei HE zugrunde liegen und die Reversibilität klinischer HE-Episoden erklären. Während enzymatische DNA-Reparaturmechanismen seit langem bekannt und gut dokumentiert sind (Boiteux et al., 2000; Shinmura et al., 2001), ist gegenwärtig unklar, ob oxidierte RNA wieder reduziert werden kann. Daher bleibt offen, ob die in vorliegenden Dissertation beschriebene Reversibilität der RNA-Oxidation Folge eines bislang nicht identifizierten RNA-Reparaturmechanismus ist oder auf einer Degradation betroffener RNA-Spezies beruht (Nunomura et al., 2006).

Auch im Gehirn Ammoniumazetat-behandelter Ratten wurde gegenüber unbehandelten Kontrollen eine Zunahme oxidierte RNA in perivaskulären Astrozyten gefunden. Demgegenüber zeigten Neurone einen höheren RNA-Oxidationslevel. Die oxidierte RNA fand sich in den Neuronen überwiegend im Soma (siehe Abbildung 23A), aber auch in Vesikeln in neuronalen Dendriten in enger räumlicher Nähe zu dem RNA-bindenden Transportprotein NOVA-2 (siehe Abblildung 23B) und der Postsynapse (Abbildung 23C). Diese Befunde lassen vermuten, dass an die Synapse transportierte RNA oxidiert wird. Da langanhaltende synaptische Plastizität und Gedächtnisbildung eine lokale Proteinbiosynthese für die molekulare Restrukturierung der Synapse erfordert (Cajigas et al., 2010; Schuman et al., 2006), kann vermutet werden, dass synaptisch lokalisierte oxidierte RNA der Beeinträchtigung kognitiver Funktionen bei HE zugrunde liegen könnte. Diese Hypothese wird durch Befunde gestärkt, die zeigen, dass eine Hemmung der durch Ammoniak-vermittelten Bildung reaktiver Stick- und Sauerstoffspezies in vitalen Hirnschnitten durch das die RNA-Oxidation inhibierende Polyphenon60 einhergeht mit einer Normalisierung der durch Ammoniak gestörten Neurotransmission (Sergeeva et al., 2013).

Unter den oxidierten RNA-Spezies wurden in den Untersuchungen der vorliegenden Dissertation der astrozytär exprimierte Glutamat/Aspartat-Transporter (GLAST) sowie die 18S Untereinheit der Ribosomen in Ammoniak-belasteten Astrozyten (siehe Abbildung 19) und vitalen Maushirnschnitten (Abbildung 25), nicht aber Aktin-mRNA identifiziert. Die Oxidation der GLAST-mRNA könnte als Erklärungsansatz dienen, für die an kultivierten Astrozyten beschriebene Herunterregulation der GLAST-mRNA (Zhou et al., 1999), des Proteins (Chan et al., 2000) und des verringerten Glutamattransports (Chan et al., 2000). Die im Rahmen dieser Arbeit beschriebene Selektivität der Oxidation spezifischer RNA-Spezies steht in Einklang mit Befunden von Shan et al. (2003), die ebenfalls zeigen konnten, dass die quantitativ stark exprimierte Aktin-mRNA im Gehirn im Alzheimertiermodell nicht oxidiert wird. Bislang ist unklar, welche Faktoren der Selektivität der RNA-Oxidation zugrunde liegen, aber es wird vermutet, dass die Halbwertszeit oder strukturelle oder sequenzspezifische Eigenschaften die Sensitivität individueller mRNA-Spezies gegenüber einer Oxidation bedingen (Shan et al., 2003; Castegna et al., 2002).

Eine signifikante Zunahme oxidierter RNA konnte auch in post mortem Hirnbiopsien von Zirrhosepatienten mit HE, aber nicht in Zirrhosepatienten ohne HE gefunden werden (siehe Abbildung 29). Eine signifikante inverse Korrelation zwischen dem Grad der RNA-Oxidation und Serumnatriumspiegeln (Görg et al., 2010) könnte hier auf die enge Assoziation von osmotischem und oxidativen Stress hindeuten. So zeigten Patienten mit einer Hyponatriämie eine stärkere zerebrale RNA-Oxidation, als Patienten mit normalen Serumnatriumspiegeln (Abbildung 30). Dieser Befund steht in Einklang mit Befunden, die zeigen, dass eine experimentell durch Hypo-osmolarität herbeigeführte Astrozytenschwellung nicht nur oxidativen/nitrosativen Stress (Schliess et al., 2004), sondern auch eine RNA-Oxidation (diese Arbeit) induziert, und dass eine Hyponatriämie die klinische Symptomatik von HE-Patienten exazerbieren lässt (Papadakis et al., 1988, Wilkinson et al., 1974).

6   Schlussfolgerung

Die in der vorliegenden Dissertationsarbeit erbrachten Befunde belegen in Einvernehmen mit Literaturbefunden, dass oxidativer/nitrosativer Stress eine wichtige Rolle in der Pathogenese der hepatischen Enzephalopathie einnimmt. Da im Gegensatz zu Zirrhosepatienten mit HE in post mortem Hirnbiopsien von Zirrhosepatienten ohne HE keine gesteigerte Proteintyrosinnitrierung und RNA-Oxidation gefunden werden konnte, lassen die Ergebnisse außerdem vermuten, dass die zerebrale Bildung von oxidativem/nitrosativem Stress ein charakteristisches Merkmal der hepatischen Enzephalopathie darstellt und im Zusammenhang mit der klinisch offenkundigen zerebralen Dysfunktion bei HE stehen könnte. Während in der vorliegenden Arbeit die funktionale Relevanz der von Schliess et al. (2002) und Görg et al. (2005) gezeigten Tyrosinnitrierung der Glutaminsynthetase erstmalig belegt werden konnte, wurde die RNA-Oxidation als neue funktional relevante Konsequenz der Bildung von osmotischem und oxidativ/nitrosativem Stress bei HE identifiziert.

Kürzlich gelang es in der Arbeitsgruppe von Professor Dieter Häussinger eine Maus zu etablieren, bei der spezifisch in der Leber die Glutaminsynthetase ausgeschaltet ist. Der Knockout der Glutaminsynthetase in der Leber ist in dieser Maus mit der Ausbildung einer Hyperammonämie assoziiert (Qvartskhava et al., 2015). In der vorliegenden Dissertation konnte belegt werden, dass eine durch partielle Portalvenenligatur herbeigeführte chronische Hyperammonämie mit der Bildung von zerebralem oxidativ/nitrosativem Stress, Proteintyrosinnitrierung und RNA-Oxidation sowie Verhaltensänderungen verbunden ist. In Übereinstimmung mit diesen Befunden ist auch die chronische Hyperammonämie bei der leberspezifischen Glutaminsynthetase-Knockout-Maus mit der zerebralen Bildung von oxidativ/nitrosativem Stress und einer verstärkten Proteintyrosinnitrierung und RNA-Oxidation sowie einer Beeinträchtigung von Lokomotion und Verhalten assoziiert (Qvartskhava et al., 2015).

Ungeklärt ist gegenwärtig, ob die Tyrosinnitrierung der zerebral exprimierten Glutaminsynthetase bei hepatischer Enzephalopathie eine protektive Funktion im Sinne einer Kompensation einer glutaminbedingten Astrozytenschwellung darstellt oder eine erhöhte zerebrale Ammoniaktoxizität bewirkt. Die Bedeutung der astroglialen Glutaminsynthese für die Pathogenese der HE könnte mit Hilfe eines konditionalen, astrozytenspezifischen Glutaminsynthetase-Knockouts untersucht werden.

Weitere Untersuchungen sind erforderlich zur Abklärung der Auswirkung der zerebralen RNA-Oxidation auf die Proteinbiosynthese bei hepatischer Enzephalopathie, insbesondere im Hinblick auf die lokale Translation an Synapsen und deren Effekte auf die Neurotransmission.

Literaturverzeichnis

Abramov, A.Y., Canevari, L., Duchen, M.R. (2004). Beta-amyloid peptides induce mitochondrial dysfunction and oxidative stress in astrocytes and death of neurons through activation of NADPH oxidase. Journal of Neuroscience. 24: 565–575.

Acarin, L., Peluffo, H., Barbeito, L., Castellano, B., Gonzalez, B. (2005). Astroglial nitration after postnatal excitotoxic damage: correlation with nitric oxide sources, cytoskeletal, apoptotic and antioxidant proteins. Journal of Neurotrauma. 22:189–200.

Alberts, B. (2004). Essential cell biology. Verlag: New York, NY: Garland Science.

Albrecht, J., Jones, E.A. (1999). Hepatic encephalopathy: molecular mechanisms underlying the clinical syndrome. Journal of the Neurological Sciences. 170:138–46.

Albrecht, J., Norenberg, M.D. (2006). Glutamine: a Trojan horse in ammonia neurotoxicity. Hepatology. 44:788–794.

Ali, T.K., Matragoon, S., Pillai, B.A., Liou, G.I., El-Remessy, A.B. (2008). Peroxynitrite mediates retinal neurodegeneration by inhibiting nerve growth factor survival signaling in experimental and human diabetes. Diabetes. 57:889–98.

Ames, B.N., Gold, L.S. (1991). Endogenous mutagens and the causes of aging and cancer. Mutation Research . 250:3–16.

Barbosa de Oliveira, L.C., Rocha Oliveira, C.J., Fries, D.M., Stern, A., Monteiro, H.P. (2002). Effects of lipopolysaccharide on low- and high-density cultured rabbit vascular smooth muscle cells: differential modulation of nitric oxide release, ERK1/ERK2 MAP kinase activity, protein tyrosine phosphatase activity, and DNA synthesis. Brazilian Journal Of Medical and Biological Research. 35:181–90.

Basile, A.S., Gammal, S.H., Jones, E.A., Skolnick, P. (1989). GABAA receptor complex in an experimental model of hepatic encephalopathy: evidence for elevated levels of an endogenous benzodiazepine receptor ligand. Journal of Neurochemistry. 53:1057–63.

Beckman, J.S. and Koppenol, W.H. (1996). Nitric oxide, superoxide, and peroxynitrite: the good, the bad, and ugly. American Journal of Physiology. 271:C1424–C1437.

Beckman, J.S., Carson, M., Smith, C.D., Koppenol, W.H. (1993). ALS, SOD and peroxynitrite. Nature. 364:584.

Bender, A.S., Norenberg, M.D. (1994). Calcium dependence of hypoosmotically induced potassium release in cultured astrocytes. Journal of Neuroscience. 14:4237–43.

Bender, A.S., Norenberg, M.D. (1998). Effect of benzodiazepines and neurosteroids on ammonia-induced swelling in cultured astrocytes. Journal of Neuroscience Research. 54:673–80.

Bender, A.S., Rivera, I.V., Norenberg, M.D. (1992). Tumor necrosis factor alpha induces astrocyte swelling. Transactions of the American Society for Neurochemistry. 23:113.

Bidmon, H.J., Starbatty, J., Görg, B., Zilles, K., Behrends, S. (2004). Cerebral expression of the alpha2-subunit of soluble guanylyl cyclase is linked to cerebral maturation and sensory pathway refinement during postnatal development. Neurochemistry International. 45:821–832.

Blei, A.T., Larsen, F.S. (1999). Pathophysiology of cerebral edema in fulminant hepatic failure. Journal of Hepatology. 31:771–776.

Boiteux, S., Radicella, J.P. (2000). The human OGG1 gene: structure, functions, and its implication in the process of carcinogenesis. Archives of Biochemistry and Biophysics. 377:1–8.

Booher, J., Sensenbrenner, M. (1972). Growth and cultivation of dissociated neurons and glial cells from embryonic chick, rat and human brain in flask cultures. Neurobiology. 2:97–105.

Brück, J., Görg, B., Bidmon, H.J., Zemtsova, I., Qvartskhava, N., Keitel,V., Kircheis, G., Häussinger, D. (2011). Locomotor impairment and cerebrocortical oxidative stress in portal vein ligated rats in vivo. Journal of Hepatology. 54:251–257

Brüne, B. (2003). Nitric oxide: NO apoptosis or turning it ON? Cell Death & Differentiation. 8:864–9.

Buchczyk, D.P., Grune, T., Sies, H. and Klotz, L.O. (2003). Modifications of glyceraldehyde-3-phosphate dehydrogenase induced by increasing concentrations of peroxynitrite: early recognition by the 20S proteasome. Biological Chemistry. 384:237–241.

Butterfield, D.A., Poon, H.F., St Clair, D., Keller, J.N., Pierce, W.M., Klein, J.B., Markesbery, W.R. (2006). Redox proteomics identification of oxidatively modified hippocampal proteins in mild cognitive impairment: insights into the development of Alzheimer's disease. Neurobiology of Disease. 22:223–32.

Cajigas, I.J., Will, T., Schuman, E.M. (2010). Protein homeostasis and synaptic plasticity. EMBO Journal. 29:2746–52.

Carney, J.M., Smith, C.D., Carney, A.M., Butterfield, D.A. (1994). Aging- and oxygen-induced modifications in brain biochemistry and behavior. Annals of the New York Academy of Sciences. 38:44–53.

Cassina, P., Peluffo, H., Pehar, M., Martinez-Palma, L., Ressia, A., Beckman, J.S., Estévez, A.G., Barbeito, L. (2002). Peroxynitrite triggers a phenotypic transformation in spinal cord astrocytes that induces motor neuron apoptosis. Journal of Neuroscience Research. 67:21–29.

Castegna, A., Aksenov, M., Aksenova, M., Thongboonkerd, V., Klein, J.B., Pierce, W.M., Booze, R., Markesbery, W.R., Butterfield, D.A. (2002). Proteomic identification of oxidatively modified proteins in Alzheimer's disease brain. Part I: creatine kinase BB, glutamine synthase, and ubiquitin carboxy-terminal hydrolase L-1. Free Radical Biology & Medicine. 33:562–71.

Chamuleau, R.A. (1996). Animal models of hepatic encephalopathy. Seminars in Liver Disease. 16:265–270.

Chan, H., Hazell, A.S., Desjardins, P., Butterworth, R.F. (2000). Effects of ammonia on glutamate transporter (GLAST) protein and mRNAin cultured rat cortical astrocytes. Neurochemistry International. 37:243–248.

Chepkova, A.N., Sergeeva, O.A., Haas, H.L. (2006). Taurine rescues hippocampal long-term potentiation from ammonia-induced impairment. Neurobiology of Disease. 23:512–521.

Choi, Y.B., Tenneti, L., Le, D.A., Ortiz, J., Bai, G., Chen, H.S., Lipton, S.A. (2000). Molecular basis of NMDA receptor-coupled ion channel modulation by S-nitrosylation. Nature Neuroscience. 3:15–21.

Chojkier, M., Groszmann, R.J. (1981). Measurement of portal-systemic shunting in the rat by using gamma-labeled microspheres. American Journal of Physiology. 240:37–375.

Cooke, M.S., Olinski, R., Evans, M.D. (2006). Does measurement ofoxidative damage to DNA have clinical significance? Clinica Chimica Acta. 365:30–49.

Córdoba, J., Salat, D. (1999). The pathogenesis of hepatic encephalopathy. Journal of Gastroenterology and Hepatology. 22:247–57.

Dalle-Donne, I., Rossi, R., Giustarini, D., Milzani, A., Colombo, R. (2003). Protein carbonyl groups as biomarkers of oxidative stress. Clinica Chimica Acta. 329:23–38.

De Caterina, R., Libby, P., Peng, H.B., Thannickal, V.J, Rajavashisth, T.B., Gimbrone, M.A. Jr., Shin, W.S., Liao, J.K. (1995). Nitric oxide decreases cytokine-induced endothelial activation. Nitric oxide selectively reduces endothelial expression of adhesion molecules and proinflammatory cytokines. Journal of Clinical Investigation. 96:60–8.

Desjardins, P., Rao, K.V., Michalak, A., Rose, C. and Butterworth, R.F. (1999). Effect of portacaval anastomosis on glutamine synthetase protein and gene expression in brain, liver and skeletal muscle. Metabolic Brain Disease. 14:273–280.

Desnues, B., Cuny, C., Grégori, G., Dukan, S., Aguilaniu, H., Nyström, T. (2003). Differential oxidative damage and expression of stress defence regulons in culturable and non-culturable Escherichia coli cells. EMBO Reports. 4:400–4.

Ding, Q., Markesbery, W.R., Chen, Q., Li, F., Keller, J.N. (2005). Ribosome dysfunction is an early event in Alzheimer's disease. Journal of Neuroscience. 25:9171–9175.

Duda, J.E., Giasson, B.I., Chen, Q., Gur, T.L., Hurtig, H.I., Stern, M.B., Gollomp, S.M., Ischiropoulos, H., Lee, V.M., Trojanowski, J.Q. (2000). Widespread nitration of pathological inclusions in neurodegenerative synucleinopathies. American Journal of Pathology. 157:1439–45.

Evans, M.D., Cooke, M.S. (2004). Factors contributing to the outcome of oxidative damage to nucleic acids. Bioessays. 26:533–42.

Ferenci, P., Lockwood, A., Mullen, K., Tarter, R., Weissenborn, K., Blei, A. (2002). "Hepatic encephalopathy–definition, nomenclature, diagnosis, and quantification: final report of the working party at the 11th World Congresses of Gastroenterology, Vienna, 1998". Hepatology. 35:716–21.

Fernandes, S.P., Dringen, R., Lawen, A., Robinson, S.R. (2011). Inactivation of astrocytic glutamine synthetase by hydrogen peroxide requires iron. Neuroscience Letters. 490:27–30.

Fischer, J.E., Baldessarini, R.J. (1971). False neurotransmitters and hepatic failure. Lancet. 2:75–80.

Gole, M.D., Souza, J.M., Choi, I., Hertkorn, C., Malcolm, S., Foust, R.F. 3rd, Finkel, B., Lanken, P.N., Ischiropoulos, H. (2000). Plasma proteins modified by tyrosine nitration in acute respiratory distress syndrome. American Journal of Physiology - Lung Cellular and Molecular Physiology. 278:L961–7.

Görg, B., Bidmon, H.J., Keitel, V., Foster, N., Goerlich, R., Schliess, F., Häussinger, D. (2006). Inflammatory cytokines induce protein tyrosine nitration in rat astrocytes. Archives of Biochemistry and Biophysics. 449:104–14.

Görg, B., Foster, N., Reinehr, R.M., Bidmon, H.J., Höngen, A., Häussinger, D. and Schliess, F. (2003). Benzodiazepine-induced protein tyrosine nitration in rat astrocytes. Hepatology. 37:334–342.

Görg, B., Qvartskhava, N., Bidmon, H.J., Palomero-Gallagher, N., Kircheis, G., Zilles, K., Häussinger, D. (2010). Oxidative stress markers in the bain of patients with cirrhosis and hepatic encephalopathy. Hepatology. 52:256–256.

Görg, B., Qvartskhava, N., Keitel, V., Bidmon, H.J., Selbach, O., Schliess, F., Häussinger, D. (2008). Ammonia induces RNA oxidation in cultured astrocytes and brain in vivo. Hepatology. 48:567–579.

Görg, B., Qvartskhava, N., Voss, P., Grune, T., Häussinger, D., Schliess, F. (2007). Reversible inhibition of mammalian glutamine synthetase by tyrosine nitration. FEBS Letters. 581:84–90.

Görg, B., Schliess, F., Häussinger, D. (2013). Osmotic and oxidative/nitrosative stress in ammonia toxicity and hepatic encephalopathy. Archives of Biochemistry and Biophysics. 536:158–63.

Görg, B., Wettstein, M., Metzger, S., Schliess, F. and Häussinger, D. (2005). LPS-induced tyrosine nitration of hepatic glutamine synthetase. Hepatology. 42:499.

Gow, A., Duran, D., Thom, S.R., Ischiropoulos, H. (1996). Carbon dioxide enhancement of peroxynitrite-mediated protein tyrosine nitration. Archives of Biochemistry and Biophysics. 333:42–8.

Gow, A.J., Farkouh, C.R., Munson, D.A., Posencheg, M.A., Ischiropoulos, H. (2004). Biological significance of nitric oxide-mediated protein modifications. American Journal of Physiology - Lung Cellular and Molecular Physiology. 287:L262–8.

Greenacre, S.A., Ischiropoulos, H. (2001). Tyrosine nitration: localisation, quantification, consequences for protein function and signal transduction. Free Radical Research. 34: 541–81.

Grune, T., Blasig, I.E., Sitte, N., Roloff, B., Haseloff, R. and Davies, K.J. (1998). Peroxynitrite increases the degradation of aconitase and other cellular proteins by proteasome. Journal of Biological Chemistry 273:10857–10862.

Grune, T., Klotz, L.O., Gieche, J., Rudeck, M., Sies, H. (2001). Protein oxidation and proteolysis by the nonradical oxidants singlet oxygen or peroxynitrite. Free Radical Biology & Medicine. 30: 1243–53.

Grune, T., Merker, K., Jung, T., Sitte, N., Davies, K.J. (2005). Protein oxidation and degradation during postmitotic senescence. Free Radical Biology & Medicine. 39:1208–15.

Grune, T., Reinheckel, T., Davies, K.J. (1997). Degradation of oxidized proteins in mammalian cells. FASEB Journal. 11:526–34.

Häberle, J., Görg, B., Toutain, A., Rutsch, F., Benoist, J.F., Gelot, A., Suc, A.L., Koch, H.G., Schliess, F. and Häussinger, D. (2006). Inborn error of amino acid synthesis: Human glutamine synthetase deficiency. Journal of Inherited Metabolic Disease. 29:352–358.

Häussinger, D. and Blei, A. (2007). Hepatic Encephalopathy. The Textbook of Hepatology: From Basic Science to Clinical Practice, 3rd Edition. Wiley-Blackwell. Capitel 7.8, Page 108–140.

Häussinger, D. and Gerok, W. (1984). Hepatocyte heterogeneity in ammonia metabolism: impairment of glutamine synthesis in CCl4 induced liver cell necrosis with no effect on urea synthesis. Chemico-Biological Interactions. 48:191–4.

Häussinger, D. (1983). Hepatocyte heterogeneity in glutamine and ammonia metabolism and the role of an intercellular glutamine cycle during ureogenesis in perfused rat liver. European Journal of Biochemistry. 133:269–75.

Häussinger, D., Kircheis, G., Fischer, R., Schliess, F., vom Dahl, S. (2000). Hepatic encephalopathy in chronic liver disease: a clinical manifestation of astrocyte swelling and low-grade cerebral edema? Journal of Hepatology. 32:1035–8.

Häussinger, D., Laubenberger, J., vom Dahl, S., Ernst, T., Bayer, S., Langer, M., Gerok, W., Hennig, J. (1994). Proton magnetic resonance spectroscopy studies on human brain myo-inositol in hypo-osmolarity and hepatic encephalopathy. Gastroenterology. 107:1475–80.

Häussinger, D., Schliess, F., Kircheis, G. (2002). Pathogenesis of hepatic encephalopathy. Journal of Gastroenterology and Hepatology . 3:256–9.

Häussinger, D., Schliess, F. (2008). Pathogenetic mechanisms of hepatic encephalopathy. Gut. 57:1156–65.

Häussinger, D., Sies, H., Gerok, W. (1985). Functional hepatocyte heterogeneity in ammonia metabolism. The intercellular glutamine cycle. Journal of Hepatology. 1:3–14.

Häussinger, D. (2006). Low grade cerebral edema and the pathogenesis of hepatic encephalopathy in cirrhosis. Hepatology. 43:1187–1190.

Hazell, A.S., Butterworth, R.F. (1999). Hepatic encephalopathy: An update of pathophysiologic mechanisms. Proceedings of The Society for Experimental Biology and Medicine. 222:99–112.

Hensley, K., Carney, J.M., Mattson, M.P., Aksenova, M., Harris, M., Wu, J.F., Floyd, R.A., Butterfield, D.A. (1994). A model for beta-amyloid aggregation and neurotoxicity based on free radical generation by the peptide: relevance to Alzheimer disease. Proceedings of the National Academy of Sciences of the United States of America. 91:3270–4.

Hermenegildo, C., Monfort, P., Felipo, V. (2000). Activation of N-methyl-D-aspartate receptors in rat brain in vivo following acute ammonia intoxication: characterization by in vivo brain microdialysis. Hepatology. 31:709–715.

Horiguchi, T., Uryu, K., Giasson, B.I., Ischiropoulos, H., LightFoot, R., Bellmann, C., Richter-Landsberg, C., Lee, V.M., Trojanowski, J.Q. (2003). Nitration of tau protein is linked to neurodegeneration in tauopathies. American Journal of Pathology. 163:1021–31.

Ignarro, L.J. (1991). Signal transduction mechanisms involving nitric oxide. Biochemical Pharmacology. 41:485–90.

Ischiropoulos, H. (1998). Biological tyrosine nitration: a pathophysiological function of nitric oxide and reactive oxygen species. Archives of Biochemistry and Biophysics. 356:1–11.

Ischiropoulos, H. (2009). Protein tyrosine nitration-an update. Archives of Biochemistry and Biophysics. 484:117–21.

Jayakumar, A.R., Panickar, K.S., Murthy, Ch.R., Norenberg, M.D. (2006). Oxidative stress and mitogen-activated protein kinase phosphorylation mediate ammonia-induced cell swelling and glutamate uptake inhibition in cultured astrocytes. Journal of Neuroscience. 26: 4774–84.

Ji, Y., Neverova, I., Van Eyk, J.E., Bennett, B.M. (2006). Nitration of tyrosine 92 mediates the activation of rat microsomal glutathione s-transferase by peroxynitrite. Journal of Biological Chemistry. 281:1986–91.

Kamisaki, Y., Wada, K., Bian, K., Balabanli, B., Davis, K., Martin, E., Behbod, F., Lee, Y.C. and Murad, F. (1998). An activity in rat tissues that modifies nitrotyrosine-containing proteins. Proceedings of the National Academy of Sciences of the United States of America. 95:11584–11589.

Kasai, H., Crain, P.F., Kuchino, Y., Nishimura, S., Ootsuyama, A., Tanooka, H. (1986). Formation of 8-hy-droxyguanine moiety in cellularDNA by agents producing oxygen radicals and evidence for its repair. Carcinogenesis. 7:1849–1851.

Kato, M., Hughes, R.D., Keays, R.T., Williams, R. (1992). Electron microscopic study of brain capillaries in cerebral edema from fulminant hepatic failure. Hepatology. 15:1060–6.

Kircheis, G., Wettstein, M., Timmermann, L., Schnitzler, A., Häussinger, D. (2002). Critical flicker frequency for quantification of low-grade hepatic encephalopathy. Hepatology. 35: 357–66.

Kosenko, E., Kaminski, Y., Lopata, O., Muravyov, N., Felipo, V. (1999). Blocking NMDA receptors prevents the oxidative stress induced by acute ammonia intoxication. Free Radical Biology & Medicine. 26:1369–1374.

Kosenko, E., Llansola, M., Montoliu, C., Monfort, P., Rodrigo, R., Hernandez-Viadel, M., Erceg, S., Sanchez-Perez, A.M. and Felipo, V. (2003). Glutamine synthetase activity and glutamine content in brain: modulation by NMDA receptors and nitric oxide. Journal of Neurochemistry. 43: 493–499.

Kosenko, E., Montoliu, C., Giordano, G., Kaminsky, Y., Venediktova, N., Buryanov, Y., Felipo, V. (2004). Acute ammonia intoxication induces an NMDA receptormediated increase in poly(ADP-ribose) polymerase level and NAD metabolism in nuclei of rat brain cells. Journal of Neurochemistry. 89:1101–1110.

Kosenko, E., Venediktova, N., Kaminsky, Y., Montoliu, C., Felipo, V. (2003). Sources of oxygen radicals in brain in acute ammonia intoxication in vivo. Brain Research. 981:193–200.

Kruczek, C., Görg, B., Keitel, V., Pirev, E., Kröncke, K.D., Schliess, F., Häussinger, D. (2009). Hypoosmotic swelling affects zinc homeostasis in cultured rat astrocytes. Glia. 57:7–92.

Levine, R.L. (2002). Carbonyl modified proteins in cellular regulation, aging, and disease. Free Radical Biology & Medicine. 32:790–6.

Levine, R.L. (1983). Oxidative modification of glutamine synthetase. II. Characterization of the ascorbate model system. Journal of Biological Chemistry. 258:11828–33.

Lipton, S.A., Choi, Y.B., Takahashi, H., Zhang, D., Li, W., Godzik, A., Bankston, L.A. (2002). Cysteine regulation of protein function as exemplified by NMDA-receptor modulation. Trends in Neurosciences. 25:474–80.

Lipton, S.A., Rayudu, P.V., Choi, Y.B., Sucher, N.J., Chen, H.S. (1998). Redox modulation of the NMDA receptor by NO-related species. Progress in Brain Research. 118:73–82.

Mannick, J.B. (2007). Regulation of apoptosis by protein S-nitrosylation. Amino Acids. 32:523–6.

Martinez-Hernandez, A., Bell, K.P., Norenberg, M.D. (1977). Glutamine synthetase: glial localization in brain. Science. 195:1356–8.

Master, S., Gottstein, J., Blei, A.T. (1999). Cerebral blood flow and the development of ammonia-induced brain edema in rats after portacaval anastomosis. Hepatology. 30:876–880.

Matthiessen, H.P., Schmalenbach, C., Müller, H.W. (1989). Astroglia-released neurite growth-inducing activity for embryonic hippocampal neurons is associated with laminin bound in a sulfated complex and free fibronectin. Glia. 2:177–88.

McBean, G.J., Doorty, K.B., Tipton, K.F. and Kollegger, H. (1995). Alteration in the glial cell metabolism of glutamate by kainate and N-methyl-D-aspartate. Toxicon. 33:569–576.

Miese, F., Kircheis, G., Wittsack, H.J., Wenserski, F., Hemker, J., Mödder, U., Häussinger, D., Cohnen, M. (2006). 1H-MR spectroscopy, magnetization transfer, and diffusion-weighted imaging in alcoholic and nonalcoholic patients with cirrhosis with hepatic encephalopathy. American Journal of Neuroradiology. 27:1019–26.

Minana, M.D., Kosenko, E., Marcaida, G., Hermenegildo, C., Montoliu, C., Grisolia, S. and Felipo, V. (1997). Modulation of glutamine synthesis in cultured astrocytes by nitric oxide. Cellular and Molecular Neurobiology. 17:433–445.

Monteiro, H.P. (2002). Signal transduction by protein tyrosine nitration: competition or cooperation with tyrosine phosphorylation- dependent signaling events. Free Radical Biology & Medicine. 33:765–773.

Mullen, K.D., Szauter, K.M., Kaminsky-Russ, K. (1990). "Endogenous" benzodiazepine activity in body fluids of patients with hepatic encephalopathy. Lancet. 336:81–3.

Murthy, C.R., Rama-Rao, K.V., Bai, G., Norenberg, M.D. (2001). Ammonia-induced production of free radicals in primary cultures of rat astrocytes. Journal of Neuroscience Research. 66:282–288.

Norenberg, M.D., Baker, L., Norenberg, L.O., Blicharska, J., Bruce-Gregorios J.H., Neary, J.T. (1991). Ammonia-induced astrocyte swelling in primary culture. Neurochemical Research. 16: 833–6.

Norenberg, M.D., Huo, Z., Neary, J.T., Roig-Cantesano, A. (1997). The glial glutamate transporter in hyperammonemia and hepatic encephalopathy: relation to energy metabolism and glutamatergic neurotransmission. Glia. 21:124–33.

Norenberg, M.D., Itzhak, Y., Bender, A.S. (1997). The peripheral benzodiazepine receptor and neurosteroids in hepatic encephalopathy. Advances in Experimental Medicine and Biology. 420:95–111.

Norenberg, M.D., Jayakumar, A.R., Rama Rao, K.V. (2004). Oxidative stress in the pathogenesis of hepatic encephalopathy. Metabolic Brain Disease. 19:313–29.

Nunomura, A., Honda, K., Takeda, A., Hirai, K., Zhu, X., Smith, M.A., Perry, G. (2006). Oxidative damage to RNA in neurodegenerative diseases. Journal of Biomedicine and Biotechnology. 1–6.

Nunomura, A., Moreira, P.I., Castellani, R.J., Lee, H.G., Zhu, X., Smith, M.A., Perry, G. (2012). Oxidative damage to RNA in aging and neurodegenerative disorders. Neurotoxicity Research. 22: 231–48.

Nunomura, A., Perry, G., Pappolla, M.A., Wade, R., Hirai, K., Chiba, S., Smith, M.A. (1999). RNA oxidation is a prominent feature of vulnerable neurons in Alzheimer's disease. Journal of Neuroscience. 19:1959–64.

Odeh, M. (2007). Pathogenesis of hepatic encephalopathy: the tumour necrosis factor-alpha theory. European Journal of Clinical Investigation. 37:291–304.

Oka, M., Wada, M., Wu, Q., Yamamoto, A., Fujita, T. (2006). Functional expression of metabotropic GABAB receptors in primary cultures of astrocytes from rat cerebral cortex. Biochemical and Biophysical Research Communications. 341:874–881.

Oliver, C.N., Starke-Reed, P.E., Stadtman, E.R., Liu, G.J., Carney, J.M. and Floyd, R.A. (1990). Oxidative damage to brain proteins, loss of glutamine synthetase activity, and production of free radicals during ischemia/reperfusion-induced injury to gerbil brain. Proceedings of the National Academy of Sciences of the United States of America. 87:5144–5147.

Qvartskhava, N., Lang, P.A., Görg, B., Pozdeev, V.I., Ortiz, M.P., Lang, K.S., Bidmon, H.J., Lang, E., Leibrock, C.B., Herebian, D., Bode, J.G., Lang, F., Häussinger, D. (2015). Hyperammonemia in gene-targeted mice lacking functional hepatic glutamine synthetase. Proceedings of the National Academy of Sciences of the United States of America. 112:5521–6.

Rama Rao, K.V., Jayakumar, A.R., Norenberg, M.D. (2005). Role of oxidative stress in the ammonia-induced mitochondrial permeability transition in cultured astrocytes. Neurochemistry International. 47:31–8.

Rao, K.V., Panickar, K.S., Jayakumar, A.R., Norenberg, M.D. (2005). Astrocytes protect neurons from ammonia toxicity. Neurochemical Research. 30:1311–1318.

Reinehr, R., Görg, B., Becker, S., Qvartskhava, N., Bidmon, H.J., Selbach, O., Haas, H.L., Schliess, F., Häussinger, D. (2007). Hypoosmotic swelling and ammonia increase oxidative stress by NADPH oxidase in cultured astrocytes and vital brain slices. Glia. 55:758–771.

Reinehr, R., Görg, B., Höngen, A., Häussinger, D. (2004). CD95-tyrosine nitration inhibits hyperosmotic and CD95 ligand-induced CD95 activation in rat hepatocytes. Journal of Biological Chemistry. 279:10364–10373.

Rose, C. and Felipo, V. (2005). Limited capacity for ammonia removal by brain in chronic liver failure: potential role of nitric oxide. Metabolic Brain Disease. 20:275–283.

Saffari, Y., Sadrzadeh, S.M. (2004). Green tea metaboliteEGCGprotects membranes against oxidative damage in vitro. Life Sciences. 74:1513–1518.

Saitoh, F., Araki, T. (2010). Proteasomal degradation of glutamine synthetase regulates schwann cell differentiation. Journal of Neuroscience. 30:1204–12.

Sattler, U., Calsou, P., Boiteux, S., Salles, B. (2000). Detection of oxidative base DNA damage by a new biochemical assay. Archives of Biochemistry and Biophysics. 376:26–33.

Savvides, S.N., Scheiwein, M., Bohme, C.C., Arteel, G.E., Karplus, P.A., Becker, K., Schirmer, R.H. (2002). Crystal structure of the antioxidant enzyme glutathione reductase inactivated by peroxynitrite. Journal of Biological Chemistry. 277:2779–84.

Schafer, D.F., Jones, E.A. (1982). Hepatic encephalopathy and the gamma-aminobutyric-acid neurotransmitter system. Lancet. 1:18–20.

Schliess, F., Foster, N., Görg, B., Reinehr, R., Häussinger, D. (2004). Astrocyte swelling increases protein tyrosine nitration in cultured rat astrocytes. Glia. 47:21–29.

Schliess, F., Görg, B., Fischer, R., Desjardins, P., Bidmon, H.J., Herrmann, A., Butterworth, R.F., Zilles, K., Häussinger, D. (2002). Ammonia induces MK-801-sensitive nitration and phosphorylation of protein tyrosine residues in rat astrocytes. FASEB Journal. 16:739–741.

Schliess, F., Görg, B., Häussinger, D. (2006). Pathogenetic interplay between osmotic and oxidative stress: the hepatic encephalopathy paradigm. Biological Chemistry. 387:1363–1370.

Schliess, F., Sinning, R., Fischer, R., Schmalenbach, C., Häussinger, D. (1996). Calcium-dependent activation of Erk-1 and Erk-2 following hypo-osmotic astrocyte-swelling. Biochemical Journal. 320:167–171.

Schroeder, P., Klotz, L.O., Buchczyk, D.P., Sadik, C.D., Schewe, T. and Sies, H. (2001). Epicatechin prevents nitration but not oxidation reactions of peroxynitrite. Biochemical and Biophysical Research Communications. 285:782–787.

Schuman, E.M., Dynes, J.L., Steward, O. (2006). Synaptic regulation of translation of dendritic mRNAs. Journal of Neuroscience. 26:7143-7146.

Sennlaub, F., Courtois, Y., Goureau, O. (2002). Inducible nitric oxide synthase mediates retinal apoptosis in ischemic proliferative retinopathy. Journal of Neuroscience. 22:3987–93.

Shah, N.J., Neeb, H., Zaitsev, M., Steinhoff, S., Kircheis, G., Amunts, K., Häussinger, D, Zilles, K. (2003). Quantitative T1 mapping of hepatic encephalopathy using magnetic resonance imaging. Hepatology. 38:1219–26.

Shan, X., Chang, Y., Lin, C.L. (2007). Messenger RNA oxidation is an early event preceding cell death and causes reduced protein expression. FASEB Journal. 21:2753–2764.

Shan, X., Tashiro, H., Lin, C.L. (2003). The identification and characterization of oxidized RNAs in Alzheimer's disease. Journal of Neuroscience. 23:4913–21.

Shin, W.S., Kawaguchi, H., Sasaki, T., Wang, Y.P., Yang, W.D., Inukai, M., Toyo-Oka, T., Ann, N. (1996). The role of nitric oxide in the cardiovascular system. Annals of the New York Academy of Sciences. 786:233–44.

Shinmura, K., Yokota, J. (2001). The OGG1 gene encodes a repair enzyme for oxidatively damaged DNA and is involved in human carcinogenesis. Antioxidants & Redox Signaling. 3:597–609.

Silva, L., Carvalho, H. (2013). Possible role of glutamine synthetase in the NO signaling response in root nodules by contributing to the antioxidant defenses. Frontiers in Plant Science. 4:372.

Smith, C.D., Carney, J.M., Starke-Reed, P.E., Oliver, C.N., Stadtman, E.R., Floyd, R.A. and Markesbery, W.R. (1991). Excess brain protein oxidation and enzyme dysfunction in normal aging and in Alzheimer disease. Proceedings of the National Academy of Sciences of the United States of America. USA. 88:0540–10543.

Souza, J.M. and Radi, R. (1998). Glyceraldehyde-3-phosphate dehydrogenase inactivation by peroxynitrite. Archives of Biochemistry and Biophysics. 360:187–194.

Stewart, V.C., Sharpe, M.A., Clark, J.B., Heales, S.J. (2000). Astrocyte-derived nitric oxide causes both reversible and irreversible damage to the neuronal mitochondrial respiratory chain. Journal of Neurochemistry. 75:694–700.

Suárez, I., Bodega, G., Arilla, E., Felipo, V., Fernández, B. (2006). The expression of nNOS, iNOS and nitrotyrosine is increased in the rat cerebral cortex in experimental hepatic encephalopathy. Neuropathology and Applied Neurobiology. 32:594–604.

Tanaka, M., Chock, P.B., Stadtman, E.R. (2007). Oxidized messenger RNA induces translation errors. Proceedings of the National Academy of Sciences of the United States of America. 104:66–71.

Tanigami, H., Rebel, A., Martin, L.J., Chen, T.Y., Brusilow, S.W., Traystman, R.J., Koehler, R.C. (2005). Effect of glutamine synthetase inhibition on astrocyte swelling and altered astroglial protein expression during hyperammonemia in rats. Neuroscience. 131:437–449.

Vaquero, J., Chung, C., Cahill, M.E., Blei, A.T. (2003). Pathogenesis of hepatic encephalopathy in acute liver failure. Seminars in Liver Disease. 23:259–269.

Webb, J.T., Brown, G.W. (1976). Some properties and occurrence of glutamine synthetase in fish. Comparative Biochemistry and Physiology Part B. 54:171–5.

Wettstein, M., Häussinger, D. (1996). Hepatic encephalopathy, diagnosis and therapy. Medizinische Klinik. 91:447–8.

Wu, F., Wang, P., Young, L.C., Lai, R., Li, L. (2009). Proteome-wide identification of novel binding partners to the oncogenic fusion gene protein, NPM-ALK, using tandem affinity purification and mass spectrometry. American Journal of Pathology. 174:361–70.

Wu, M., Che, W., Zhang, Z. (2008). Enhanced sensitivity to DNA damage induced by cooking oil fumes in human OGG1 deficient cells. Environmental and Molecular Mutagenesis. 49:265–75.

Wu, Y., Li, N., Zhang, T., Wu, H., Huang, C., Chen, D. (2009). Mitochondrial DNA base excision repair and mitochondrial DNA mutation in human hepatic HuH-7 cells exposed to stavudine. Mutation Research. 664:28–38.

Yan, L.J., Sohal, R.S. (2000). Prevention of flight activity prolongs the life span of the housefly, Musca domestica, and attenuates the age-associated oxidative damamge to specific mitochondrial proteins. Free Radical Biology & Medicine. 29:1143–50.

Zhang, J., Perry, G., Smith, M.A., Robertson, D., Olson, S.J., Graham, D.G., Montine, T.J. (1999). Parkinson's disease is associated with oxidative damage to cytoplasmic DNA and RNA in substantia nigra neurons. American Journal of Pathology. 154:1423–9.

Zhou, B.G., Norenberg, M.D. (1999). Ammonia downregulates GLAST mRNA glutamate transporter in rat astrocyte cultures. Neuroscience Letters. 276:145–8.

Zielinska, M., Law, R.O., Albrecht, J. (2003). Excitotoxic mechanism of cell swelling in rat cerebral cortical slices treated acutely with ammonia. Neurochemistry International. 43:299–303.

Zieve, L., Doizaki, W.M., Zieve, J. (1974). Synergism between mercaptans and ammonia or fatty acids in the production of coma: a possible role for mercaptans in the pathogenesis of hepatic coma. Journal of Laboratory and Clinical Medicine. 83:16–28.

7   Abbildungsverzeichnis

Abb. 1:	Paradigma zur Pathogenese der hepatischen Enzephalopathie. Modifiziert nach Häussinger, D., Schliess, F. (2008). Pathogenetic mechanisms of hepatic encephalopathy. Gut. 57:1156–65.
Abb. 2:	Schematische Darstellung des Kapillartransfers von RNA auf die Nitrozellulosemembran. Modifiziert nach Alberts, B. (2004). Essential cell biology.
Abb. 3:	Überprüfung der Reinheit aus dem Schafhirn isolierter Glutaminsynthetase mittels Western-Blot-Analyse und Coomasie-Blau-Färbung. Entnommen aus Görg, B., Qvartskhava, N., Voss, P., Grune, T., Häussinger, D., Schliess, F. (2007). Reversible inhibition of mammalian glutamine synthetase by tyrosine nitration. FEBS Letters. 581:84–90. Reused with permission of John Wiley & Sons, Inc.
Abb. 4:	Nachweis von kovalenten Proteinmodifikationen an der isolierten, mit PN-behandelten Glutaminsynthetase. Entnommen aus Görg, B., Qvartskhava, N., Voss, P., Grune, T., Häussinger, D., Schliess, F. (2007). Reversible inhibition of mammalian glutamine synthetase by tyrosine nitration. FEBS Letters. 581:84–90. Reused with permission of John Wiley & Sons, Inc.
Abb. 5:	Korrelation zwischen Tyrosinnitrierung der GS und enzymatischer Aktivität. Entnommen aus Görg, B., Qvartskhava, N., Voss, P., Grune, T., Häussinger, D., Schliess, F. (2007). Reversible inhibition of mammalian glutamine synthetase by tyrosine nitration. FEBS Letters. 581:84–90. Reused with permission of John Wiley & Sons, Inc.
Abb. 6:	Einfluss einer NO2Tyr-Immundepletion auf die GS-Expression und die enzymatische Aktivität. Entnommen aus Görg, B., Qvartskhava, N., Voss, P., Grune, T., Häussinger, D., Schliess, F. (2007). Reversible inhibition of mammalian glutamine synthetase by tyrosine nitration. FEBS Letters. 581:84–90. Reused with permission of John Wiley & Sons, Inc.
Abb. 7:	Einfluss von Epicatechin auf Proteintyrosinnitrierung und PN-vermittelte Verminderung der enzymatischen Aktivität der Glutaminsynthetase. Entnommen aus Görg, B., Qvartskhava, N., Voss, P., Grune, T., Häussinger, D., Schliess, F. (2007). Reversible inhibition of mammalian glutamine synthetase by tyrosine nitration. FEBS Letters. 581:84–90. Reused with permission of John Wiley & Sons, Inc.

Abb. 8:	Einfluss einer Behandlung mit Milzlysat aus LPS-behandelter Ratte auf die Tyrosinnitrierung der Glutaminsynthetase und dem damit assoziierten Aktivitätsverlust. Entnommen aus Görg, B., Qvartskhava, N., Voss, P., Grune, T., Häussinger, D., Schliess, F. (2007). Reversible inhibition of mammalian glutamine synthetase by tyrosine nitration. FEBS Letters. 581:84–90. Reused with permission of John Wiley & Sons, Inc.
Abb. 9:	Nachweis einer Denitraseaktivität in den Proteinlysaten aus der Milz, dem zerebralen Kortex und der Leber LPS-behandelter Ratten. Entnommen aus Görg, B., Qvartskhava, N., Voss, P., Grune, T., Häussinger, D., Schliess, F. (2007). Reversible inhibition of mammalian glutamine synthetase by tyrosine nitration. FEBS Letters. 581:84–90. Reused with permission of John Wiley & Sons, Inc.
Abb. 10:	Einfluss der Tyrosinnitrierung auf den Abbau der PN-behandelten GS durch das 20S Proteasom. Entnommen aus Görg, B., Qvartskhava, N., Voss, P., Grune, T., Häussinger, D., Schliess, F. (2007). Reversible inhibition of mammalian glutamine synthetase by tyrosine nitration. FEBS Letters. 581:84–90. Reused with permission of John Wiley & Sons, Inc.
Abb. 11:	Nachweis tyrosinnitrierter Proteine in humanen Hirnproben. Entnommen aus Görg, B., Qvartskhava, N., Bidmon, H.J., Palomero-Gallagher, N., Kircheis, G., Zilles, K., Häussinger, D. (2010). Oxidative stress markers in the bain of patients with cirrhosis and hepatic encephalopathy. Hepatology. 52:256–256. Reused with permission of John Wiley & Sons, Inc.
Abb. 12:	Expressionsniveau, Aktivität und Tyrosinnitrierung der Glutaminsynthetase in humanen post mortem Hirnproben. Entnommen aus Görg, B., Qvartskhava, N., Bidmon, H.J., Palomero-Gallagher, N., Kircheis, G., Zilles, K., Häussinger, D. (2010). Oxidative stress markers in the bain of patients with cirrhosis and hepatic encephalopathy. Hepatology. 52:256–256. Reused with permission of John Wiley & Sons, Inc.
Abb. 13:	Konzentrationsabhängigkeit der Ammoniak-vermittelten RNA-Oxidation in kultivierten Rattenastrozyten. Entnommen aus Görg, B., Qvartskhava, N., Keitel, V., Bidmon, H.J., Selbach, O., Schliess, F., Häussinger, D. (2008). Ammonia induces RNA oxidation in cultured astrocytes and brain in vivo. Hepatology. 48:567–579. Reused with permission of John Wiley & Sons, Inc.

Abb. 14:	Zeitabhängigkeit und Reversibilität der NH4Cl-vermittelten RNA-Oxidation in kultivierten Rattenastrozyten. Entnommen aus Görg, B., Qvartskhava, N., Keitel, V., Bidmon, H.J., Selbach, O., Schliess, F., Häussinger, D. (2008). Ammonia induces RNA oxidation in cultured astrocytes and brain in vivo. Hepatology. 48:567–579. Reused with permission of John Wiley & Sons, Inc.
Abb. 15:	Validierung der anti-8-OH(d)G-Antikörperspezifität. Entnommen aus Görg, B., Qvartskhava, N., Keitel, V., Bidmon, H.J., Selbach, O., Schliess, F., Häussinger, D. (2008). Ammonia induces RNA oxidation in cultured astrocytes and brain in vivo. Hepatology. 48:567–579. Reused with permission of John Wiley & Sons, Inc.
Abb. 16:	Quantifizierung oxidierter RNA in Ammoniak-belasteten Astrozytenkulturen. Entnommen aus Görg, B., Qvartskhava, N., Keitel, V., Bidmon, H.J., Selbach, O., Schliess, F., Häussinger, D. (2008). Ammonia induces RNA oxidation in cultured astrocytes and brain in vivo. Hepatology. 48:567–579. Reused with permission of John Wiley & Sons, Inc.
Abb. 17:	RNA-Integrität in Ammoniak-behandelten kultivierten Rattenastrozyten. Entnommen aus Görg, B., Qvartskhava, N., Keitel, V., Bidmon, H.J., Selbach, O., Schliess, F., Häussinger, D. (2008). Ammonia induces RNA oxidation in cultured astrocytes and brain in vivo. Hepatology. 48:567–579. Reused with permission of John Wiley & Sons, Inc.
Abb. 18:	Pharmakologische Charakterisierung der NH4Cl-vermittelten RNA-Oxidation in kultivierten Rattenastrozyten. Entnommen aus Görg, B., Qvartskhava, N., Keitel, V., Bidmon, H.J., Selbach, O., Schliess, F., Häussinger, D. (2008). Ammonia induces RNA oxidation in cultured astrocytes and brain in vivo. Hepatology. 48:567–579. Reused with permission of John Wiley & Sons, Inc.
Abb. 19:	Identifizierung oxidierter mRNA-Spezies in NH4Cl-behandelten Rattenastrozyten. Entnommen aus Görg, B., Qvartskhava, N., Keitel, V., Bidmon, H.J., Selbach, O., Schliess, F., Häussinger, D. (2008). Ammonia induces RNA oxidation in cultured astrocytes and brain in vivo. Hepatology. 48:567–579. Reused with permission of John Wiley & Sons, Inc.

Abb. 20:	Einfluss HE-relevanter Faktoren auf die RNA-Oxidation in kultivierten Rattenastrozyten. Entnommen aus Görg, B., Qvartskhava, N., Keitel, V., Bidmon, H.J., Selbach, O., Schliess, F., Häussinger, D. (2008). Ammonia induces RNA oxidation in cultured astrocytes and brain in vivo. Hepatology. 48:567–579. Reused with permission of John Wiley & Sons, Inc.
Abb. 21:	Blutammoniakspiegel und zerebrale RNA-Oxidation in Ammoniumazetat-belasteten Ratten. Entnommen aus Görg, B., Qvartskhava, N., Keitel, V., Bidmon, H.J., Selbach, O., Schliess, F., Häussinger, D. (2008). Ammonia induces RNA oxidation in cultured astrocytes and brain in vivo. Hepatology. 48:567–579. Reused with permission of John Wiley & Sons, Inc.
Abb. 22:	Anteil oxidierter RNA an aus dem Rattenhirn isolierten Gesamt-RNA. Entnommen aus Görg, B., Qvartskhava, N., Keitel, V., Bidmon, H.J., Selbach, O., Schliess, F., Häussinger, D. (2008). Ammonia induces RNA oxidation in cultured astrocytes and brain in vivo. Hepatology. 48:567–579. Reused with permission of John Wiley & Sons, Inc.
Abb. 23:	Nachweis der RNA-Oxidation bei akuter Hyperammonämie im Rattengehirn in vivo. Entnommen aus Görg, B., Qvartskhava, N., Keitel, V., Bidmon, H.J., Selbach, O., Schliess, F., Häussinger, D. (2008). Ammonia induces RNA oxidation in cultured astrocytes and brain in vivo. Hepatology. 48:567–579. Reused with permission of John Wiley & Sons, Inc.
Abb. 24:	Nachweis oxidierter RNA in Ammoniak-behandelten vitalen Hirnschnitten. Entnommen aus Görg, B., Qvartskhava, N., Keitel, V., Bidmon, H.J., Selbach, O., Schliess, F., Häussinger, D. (2008). Ammonia induces RNA oxidation in cultured astrocytes and brain in vivo. Hepatology. 48:567–579. Reused with permission of John Wiley & Sons, Inc.
Abb. 25:	Nachweis oxidierter mRNA-Spezies in anti-8-OH(d)G-Immunpräzipitaten von Ammoniak-behandelten oder unbehandelten vitalen Mausschnitten. Entnommen aus Görg, B., Qvartskhava, N., Keitel, V., Bidmon, H.J., Selbach, O., Schliess, F., Häussinger, D. (2008). Ammonia induces RNA oxidation in cultured astrocytes and brain in vivo. Hepatology. 48:567–579. Reused with permission of John Wiley & Sons, Inc.

Abb. 26:	Nachweis oxidierter RNA in TNF-α-behandelten vitalen Mausschnitten. Entnommen aus Görg, B., Qvartskhava, N., Keitel, V., Bidmon, H.J., Selbach, O., Schliess, F., Häussinger, D. (2008). Ammonia induces RNA oxidation in cultured astrocytes and brain in vivo. Hepatology. 48:567–579. Reused with permission of John Wiley & Sons, Inc.
Abb. 27:	Nachweis oxidierter RNA in Ammoniak- oder TNF-α-behandelten vitalen Maushirnschnitten mittels Immunfluoreszenz. Entnommen aus Görg, B., Qvartskhava, N., Keitel, V., Bidmon, H.J., Selbach, O., Schliess, F., Häussinger, D. (2008). Ammonia induces RNA oxidation in cultured astrocytes and brain in vivo. Hepatology. 48:567–579. Reused with permission of John Wiley & Sons, Inc.
Abb. 28:	Nachweis oxidierter RNA im Rattenkortex nach Portalvenenligatur. Modifiziert nach Brück, J., Görg, B., Bidmon, H.J., Zemtsova, I., Qvartskhava, N., Keitel,V., Kircheis, G., Häussinger, D. (2011). Locomotor impairment and cerebrocortical oxidative stress in portal vein ligated rats in vivo. Journal of Hepatology. 54:251–257. Reused with permission of Elsevier.
Abb. 29:	Nachweis oxidierter RNA in humanen post mortem Hirnproben. Entnommen aus Görg, B., Qvartskhava, N., Bidmon, H.J., Palomero-Gallagher, N., Kircheis, G., Zilles, K., Häussinger, D. (2010). Oxidative stress markers in the bain of patients with cirrhosis and hepatic encephalopathy. Hepatology. 52:256–256. Reused with permission of John Wiley & Sons, Inc.
Abb. 30:	Korrelation von Serumnatriumkonzentrationen und zerebralen RNA-Oxidationsleveln. Entnommen aus Görg, B., Qvartskhava, N., Bidmon, H.J., Palomero-Gallagher, N., Kircheis, G., Zilles, K., Häussinger, D. (2010). Oxidative stress markers in the bain of patients with cirrhosis and hepatic encephalopathy. Hepatology. 52:256–256. Reused with permission of John Wiley & Sons, Inc.
Abb. 31:	Nachweis von oxidativen Stressmarkern in den unterschiedlichen Hirnregionen der leberspezifischen Glutaminsynthetase-Knockout-Mauslinie. Entommen aus Qvartskhava, N., Lang, P.A., Görg, B., Pozdeev, V.I., Ortiz, M.P., Lang, K.S., Bidmon, H.J., Lang, E., Leibrock, C.B., Herebian, D., Bode, J.G., Lang, F., Häussinger, D. (2015). Hyperammonemia in gene-targeted mice lacking functional hepatic glutamine synthetase. Proceedings of the National Academy of Sciences of the United States of America.. 112:5521–6. Reused with permission of PNAS.

8   Abbildungsnachweise

Beschreibung und Quellennachweis der Umschlagsabbildungen.

Vorderseite: zeigt die RNA-Oxidation im zerebralen Kortex der akut mit Ammoniumazetat-behandelten Ratten in vivo. Die oxidierte RNA wurde mit einem Antikörper gegen 8-OH(d)G in blau und die zerebralen Astrozyten durch die Anwendung von Antikörper gegen GFAP in grün dargestellt. Entnommen aus Görg, B., Qvartskhava, N., Keitel, V., Bidmon, H.J., Selbach, O., Schliess, F., Häussinger, D. (2008). Ammonia induces RNA oxidation in cultured astrocytes and brain in vivo. Hepatology. 48:567–579. Reused with permission of John Wiley & Sons, Inc.

Rückseite: Bilder von oben nach unten:

Bild 1: zeigt die Lokalisation der RNA-Oxidation in neuronalen Somata und perivaskulären Astrozyten im unbehandelten Rattenkortex in vivo. Die RNA-Oxidation wurde mit einem Antikörper gegen 8-OH(d)G in rot dargesellt. Entnommen aus Görg, B., Qvartskhava, N., Keitel, V., Bidmon, H.J., Selbach, O., Schliess, F., Häussinger, D. (2008). Ammonia induces RNA oxidation in cultured astrocytes and brain in vivo. Hepatology. 48:567–579. Reused with permission of John Wiley & Sons, Inc.

Bild 2: stellt die Kolokalisation der oxidierten RNA (rot) und des Astorzytenmarkers-GFAP (grün) in einer Doppelfärbung im unbehandelten Rattenkortex in vivo dar. Entnommen aus Görg, B., Qvartskhava, N., Keitel, V., Bidmon, H.J., Selbach, O., Schliess, F., Häussinger, D. (2008). Ammonia induces RNA oxidation in cultured astrocytes and brain in vivo. Hepatology. 48:567–579. Reused with permission of John Wiley & Sons, Inc.

Bild 3: zeigt die Lokalisation der RNA-Oxidation in neuronalen Somata und perivaskulären Astrozyten im Kortex der Ammoniumazetat-behandelten Ratten in vivo. Die RNA-Oxidation wurde mit einem Antikörper gegen 8-OH(d)G in rot dargesellt. Entnommen aus Görg, B., Qvartskhava, N., Keitel, V., Bidmon, H.J., Selbach, O., Schliess, F., Häussinger, D. (2008). Ammonia induces RNA oxidation in cultured astrocytes and brain in vivo. Hepatology. 48:567–579. Reused with permission of John Wiley & Sons, Inc.

Bild 4: stellt die Kolokalisation der oxidierten RNA (rot) und des Astorzytenmarkers-GFAP (grün) in einer Doppelfärbung im Ammoniumazetat-behandelten Rattenkortex in vivo dar. Entnommen aus Görg, B., Qvartskhava, N., Keitel, V., Bidmon, H.J., Selbach, O., Schliess, F., Häussinger, D. (2008). Ammonia induces RNA oxidation in cultured astrocytes and brain in vivo. Hepatology. 48:567–579. Reused with permission of John Wiley & Sons, Inc.

9   Tabellenverzeichnis